中医导引
防病治病
有良方

徐海朋——

著

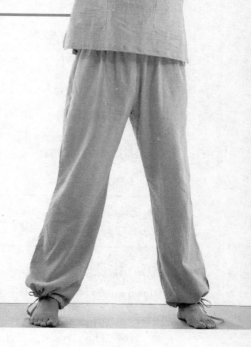

 化学工业出版社
·北京·

内容简介

中医导引术防病治病具有独特优势，本书从梳理形体、疾病预防（病前）、治疗（病中）和康复（病后）等角度入手，详细讲解针对肩、颈、腰、腿等常见症状的导引运动方法，辅以穴位按摩手段，图文并茂，简易实用。本书倡导的导引运动方法，通过主动锻炼可达到提升人体免疫力、调理疾患的效果，可供中医养生爱好者、运动健身爱好者以及亚健康人群参考使用。

图书在版编目（CIP）数据

中医导引防病治病有良方 / 徐海朋著. —北京：化学工业出版社，2021.6
ISBN 978-7-122-38957-2

Ⅰ.①中⋯　Ⅱ.①徐⋯　Ⅲ.①导引-基本知识　Ⅳ.①R247.4

中国版本图书馆CIP数据核字（2021）第067894号

责任编辑：刘亚军　　　　　　　　　　　　文字编辑：张晓锦　陈小滔
责任校对：宋　玮　　　　　　　　　　　　装帧设计：史利平

出版发行：化学工业出版社（北京市东城区青年湖南街13号　邮政编码100011）
印　　装：大厂聚鑫印刷有限责任公司
710mm×1000mm　1/16　印张6　字数120千字　2021年8月北京第1版第1次印刷

购书咨询：010-64518888　　　　　　　　　售后服务：010-64518899
网　　址：http://www.cip.com.cn
凡购买本书，如有缺损质量问题，本社销售中心负责调换。

定　　价：39.00元

前言

最近在申请某课题时，看到"专业使命和国家情怀"的字眼，让我感动，十几年关于中医导引术本质的探究，再到道引品牌课程的创立，以及《道引•形体牵引篇》的出版发行，仿佛被时代所渴望。习近平总书记讲，中国有坚定的道路自信、理论自信、制度自信，其本质是建立在5000多年文明传承基础上的文化自信。我认为，中医导引术的传承与发展是对文化自信的最好诠释，文化不只是认知，也应该是实践。相信在中医导引术的认知和实践交替中，文化自信的升华会更加绚丽。

本书打破了长期以来大众以为的"导引术属于气功"的观念，重塑导引术属于运动理疗方法的本质，崇尚导引术融入生活方式的理念。书中的所有方法均系对隋代《诸病源候论》及宋代《云笈七签》部分导引术进行开发，且所有技术操作文字、图片、视频、口令提示等均已作为道引品牌课程申请知识产权保护，该技术在本科教学、社会服务、企业培训、康复训练等方面都有所运用，并积累了广泛的经验。读者可以针对自身需求，选择适合自己的方法，按照正确的技术要领，在安全的环境中循序渐进地进行练习。本书中的方法适用于健身训练、运动康复、养生保健、舒缓压力等诸多方面。

在中医六技（导引术、按蹻、针、灸、砭、药）中，唯有导引术是通过自我运动来促进健康的，当我们面临诸多健康威胁时，掌握了导引术这项技能，"求医不如求己"的理想才能成为现实。清代郑文焯在《医故》中描述了古代练习导引术的场景：古之按摩，皆躬自运动，振捩顿拔，捼捺捥伸，通其百节之灵，尽其四肢之敏，劳者多健，譬犹户枢。人们可以通过导引运动来增强全身关节的灵活性，提高四肢的敏捷性，促使身体强健。用道引课程中的方法适时地动摇关节，牵拉筋骨，调和筋脉，通利气血，可以成为自己的一种健康手段和良好的生活方式!

　　导引术不只是一种知识，更是一种技能，也是中国独具理论和价值体系的"知行合一"的传统文化。知易行难，希望大家不要将本书作为科普性读物，而是作为指导身体练习和实现身体健康的工具书，放在床头、枕边，经常拿起，时常给自己一点时间，从头到脚来一次健康梳理!

徐海朋

2021年2月20日于上海理工大学

目录

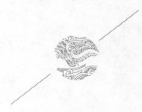

1 导引术与生命健康 //001

2 导引术练习的准备 //003

3 导引术练习的原则和常用动作技术 //007

4 导引术基础姿势 //010

5 形体牵引，塑造健康完美好身材 //017

☑ 颈项硬化 //017

☑ 驼背 //019

☑ 高低肩 //020

☑ 肥胖 //021

☑ 腿不直 //023

☑ 关节肿胀 //024

☑ 膝关节屈伸不利 //025

6 舒筋活络，远离亚健康 //027

☑ 倦怠乏力 //027

☑ 胸闷气短 //030

☑ 心烦身热 //032

☑ 肢体运动性障碍 //034

☑ 腰膝酸冷 //036

☑ 防治白发 // 039

☑ 记忆力减退 // 041

☑ 肌体羸弱 // 043

☑ 黄褐斑 // 044

☑ 足寒 // 046

7 各类痛症调理 // 048

☑ 习惯性头痛 // 048

☑ 脖颈痛 // 050

☑ 肩内痛 // 052

☑ 胸胁痛 // 055

☑ 脊背痛 // 057

☑ 肋胁痛 // 061

☑ 肘痛 // 064

☑ 臀痛 // 067

☑ 脚酸痛 // 069

☑ 疲劳性肢体酸痛 // 070

8 消除病症，导引术新疗法 // 072

☑ 腰肌劳损 // 072

☑ 感冒 // 074

☑ 视物模糊 // 075

☑ 慢性咽炎 // 077

☑ 顽固性肠胃炎 // 078

☑ 肾虚失眠 // 080

☑ 便秘 // 082

☑ 鼻塞 // 083

9 课程练习设计 // 084

10 练习者的代表性疑问解答 // 086

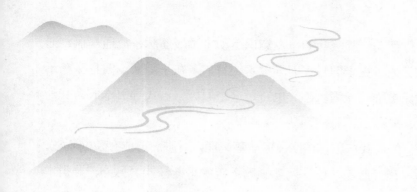

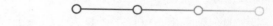

导引术与生命健康

导引术在古代称为道引，明版本《庄子》记载："吹呴呼吸，吐故纳新，熊经鸟申，为寿而已矣，此道引之士，养形之人，彭祖寿考者之所好也。"书中注释"道音导"，后世逐渐称为导引。唐朝著名高僧释慧琳在《一切经音义》中记载："凡人自摩自捏，伸缩手足，除劳去烦，名为导引。"日常中，人们有意无意进行的伸腰、打哈欠、按摩等都具有导引的一些特点，这种导引活动对保持健康、康复疾病是非常有益的。近年来的科学研究开始集中在导引术对各类慢性疾患康复、缓解压力以及生理生化指标改善等方面，并且取得了很多积极的成果。导引术具有"导气令和，引体令柔"（意思是使气机调和，肢体柔软）的特殊功效，因此，导引术非常适合肢体僵硬、筋脉紧缩、年老体衰、慢性疾患的人群将其作为日常的调养类运动来练习。

导引术在专业人士内部是一个耳熟能详的概念，但是其在实操性方面是一片空白。为使人们获取多样化的健康手段，客观还原古代导引术真相，笔者及其团队从 2009 年起对历史上第一部证候学专著、被称为导引法大成之作的《诸病源候论》进行系统的整理、发掘、论证、试验和推广研究，在长期的经验积累中，对导引术有了更为深刻的认识，并且获取了导引术康复慢性疾患的许多成功案例。

导引术虽然属于体育运动，却与西方体育运动导向不同。西方体育多是通过不同的健身项目发展力量、耐力、灵敏、柔韧、平衡、协调等身体素质，而导引术多是通过自身的肢体活动、呼吸吐纳以及意识运动来柔缓筋脉，流通气血，通利关节。西方运动的目的多在于健身，而导引术的目的多在于健康。健身多在于增强身体素质，而健康更强调无病状态。也正是这个原因，古代导引术成为并列于"针、灸、砭、药、按跷"的医疗手段。

导引术通过对身体的自我挤压、按摩、运动等调理以对脏腑形成有益的刺激，使脏腑得到滋养，从而激发脏腑功能，调动脏腑系统的平衡潜能。另外，导引术可以活跃气血，激发人体自身的气血平衡机制。中医认为气属阳，血属阴，气血平衡即阴阳平衡，气血平衡是人体健康的根本。导引术对脏腑和气血的调节功能，有助于预防和康复各类慢性疾患。 导引术可以预防和康复众多慢性疾患已经被越来越多的研究证明，相关论文可在中国知网等数据库查阅。

另外，导引术在缓解精神压力方面也有很好的效果。在实践中，很多学员普遍反映，每次练习导引术之后，精神感到莫名的愉悦，身体感到非常轻快。这种现象是有中医学原理依据的，中医认为"肝主筋""诸筋皆属于节"，而导引术的练习可以实现通利关节的功效，间接提高肝的疏泄功能，更好地发挥"肝主情志"的效果。

除了对身心健康的恢复，将导引术运动融入生活，将其作为日常的一种锻炼方式，对养生保健更是起到不可替代的作用。《黄帝内经》载："中央者，其地平以湿，天地所以生万物也众，其民食杂而不劳，故其病多痿厥寒热，其治宜导引按跷。故导引按跷者，亦从中央出也。"意思是在中原地区，物产丰富，人们吃的食物杂，缺少运动，加上地气潮湿，便容易产生肢体痿弱、精神倦怠、寒热的病症，当用导引按跷的方法治疗。现代社会，尤其是知识分子久坐办公，饮食厚味，缺少活动，长期如此，造成肥胖、"三高"等现代文明病。通过导引术的练习，气血运行加快，体内堆积的垃圾通过汗液、呼吸、排便、打嗝、放屁等及时地排出体外，可保持机体处于自然、清洁的状态，减少体内垃圾造成的损害，从而起到延缓衰老的作用。因此，对40岁以上缺少运动的人群来说，导引术是一种极为健康的运动方式。

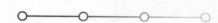

导引术练习的准备

装备设施

练习导引术，需要一些必备的道具，如宽松的衣服、洁净的毛巾、优美的音乐，以达到更好的练习效果。

→ 服装 ←

导引术的许多动作要求尽可能地伸展身体，因此，练习导引术需要穿一些宽松的衣服，以能够将动作充分做到位。注意，衣服不要过于宽大，否则容易干扰运动时的动作体验，也不利于观察动作的细节表现。总体来讲，不要太紧，也不要松散，以合身为好。

→ 草席或垫子 ←

导引术的练习会在很多不同的姿势下进行，因此，练习需要在草席或垫子上进行，从而保证卫生和安全。因为有许多动作可能会造成垫子的移动，建议使用表面光滑、柔软的草席，坐在充满草香的席子上，能够使身心更快地贴近自然。

→ 毛巾 ←

许多导引术动作强度较大，很快使人出汗，进而影响动作练习的进展，因此，准备一条毛巾，在出汗时用于擦拭。

→ 音乐 ←

《寿世保元》中记载："脾好音乐，闻声即动而磨食。"柔和轻缓的音乐，可以作为一种良性刺激，提高脾脏功能，改善消化吸收功能。导引术练习时选取的音乐不拘一格，只要是轻缓、柔美的古风音乐即可。听着柔美的音乐，享受着导引术练习的快乐，心境会明朗很多。

身心准备

练习导引术前需要做好身体和心理两方面的准备，从而更好地进入导引术的练习之中，体验运动的快乐。

→ 排除大小便 ←

练习导引术之前请及时排除大小便，以更专心地进行练习。导引术的练习可以促进胃肠蠕动，加速新陈代谢，因此，在导引术练习中若产生排便反应，应当停止练习，排除大小便后继续练习。

→ 摘除手表等首饰 ←

导引术练习前应当及时摘除手表、发卡、项链、手镯、腰带等物品，这些首饰一方面容易在运动中对身体造成伤害，另一方面会影响气血运行和对动作的体验。

→ 散开头发 ←

中医认为"发为血之余"，长发女性在练习时，散开头发更容易促使气血的运行。

→ 尽量不要将杂念琐事带到练习过程中 ←

练习导引术的过程属于自我调理的过程，应当安静下来，将注意力集中在动作的过程、劲力、路线、角度和方位上，同时要感受运动过程中的身体体验，去享受身体运动的快乐，而不要再继续思考其他问题。如果一开始做不到，没关系，顺其自然即可。

→ 避免外在环境因素的伤害 ←

在阳光明媚、和风习习的环境下练习导引术，更能够体验运动时的快乐和愉悦。应当避免寒冷、酷热、大风、雾霾、潮湿等恶劣天气，在房间里练习时应当保持房间通风，但避免被风直吹。

注意事项

练习中

（1）练习过程中尽量不要说话，专注于方法，否则不利于气血畅行。

（2）疾患越严重，调理过程中局部的温热感、酸胀感、麻木感等练习反应越强烈，随着练习时间的延长，练习反应会逐渐减轻。

（3）练习过程中，将注意力放在方法要求的部位。

（4）如因方法不准确造成抽筋、岔气等现象，要放松身体，降低强度，继续练习，症状会很快消失。

（5）每个方法要量力而行，感到疲劳时停止练习，稍作休息后继续练习。

（6）进行单个方法的多次练习时，或者不同动作转换时，要适当调息，待气息平稳后继续练习。

（7）严重疾患人群和孕妇等特殊人群必须在专业人员指导下练习。

练习后

（1）身体轻快，如感觉走路轻快，有舒适感。

（2）心情舒畅，有愉快的感觉，不会莫名地发脾气。

（3）身体温热或微微出汗，但不会大汗淋漓。

（4）产生适度的饥饿感，肚子里感到略微空松，饭量增大。

（5）局部的酸胀感属于气血活跃的正常反应，注意休息，酸胀感会很快消失。倘若产生疼痛反应，则要停止练习。

（6）练习完之后，若身体轻快、精神愉悦，说明练习方法准确；若感到不适，则停止练习，寻找原因。

身体恢复周期

（1）严格按照方法坚持练习，才会收到不错的效果。

（2）症状越轻微，需要的恢复时间越短；症状越严重，需要的恢复时间越长。从经验来看，按照正确方法坚持练习，一般两周左右都会改善。

（3）练习过程属于身心修养的过程，如果急功近利，效果会大大减弱，记得循序渐进，功到自然成。

（4）平和的心态很重要，在练习的过程中也会发现内心变得平和。

（5）导引术源于生活，本身属于一种生活方式，坐卧站立，可用心体验不同姿势下的练习感受。

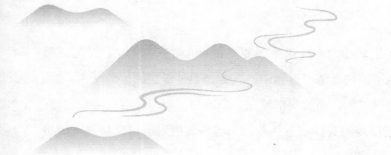

导引术练习的原则
和常用动作技术

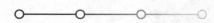

导引术练习的原则

→ 准确 ←

导引术不是简单的体育运动，而是对形体的精微控制。准确的练习是导引术的基本要求，也是入门的基础。每一个导引术方法都对路线、角度、方位、劲力、技术有精准的要求。练习者必须明白"细节决定成败"的道理，严格要求自己。练习之前，必须明白每个方法的具体要求和意念所在之处，进行规范和准确的练习。

→ 渐进 ←

导引术练习是"力气活"，每一个方法或者用力，或者配合呼吸。渐进主要是对用力或呼吸的程度而言的。一开始用力不可过猛，而是慢慢地、持续地加力，逐渐到达极限或方法所要求的力度。如果一开始便突然发力，会造成拉伤、抽筋等诸多损伤。例如"捉颏"这个方法，牵拉下颏时要缓缓用力，逐渐加力，逐渐到达极限。如果没有用一定的时间将劲力发挥到最大，会造成肩颈部位的损伤。

→ 可控 ←

练习者需要随时明了所用劲力或呼吸的强度，并依此做出变化，让劲力或呼吸吐纳始终在自己的控制范围内。练习过程中，感觉劲力过于空洞、毫无体验时，可以适当加力；若感觉力度过大，造成局部酸胀、麻痛时，可以适度地降低力度。增加或降低劲力需要依据自身的身体状态随时做出调整，绝对不可以爆发式地机械用力，因为这种力是不可控的。

→ 专注 ←

在导引术练习过程中，需要将注意力时刻放在练习方法上，并且感知身体的运动变化。专注不只是在练习方法上，同时要专注在精神意识上，要时刻保持精神放松、意识饱满的状态，时刻对自己的练习方法进行检验，对练习时的变化明了于心。

→ 呼吸 ←

腰背理疗、脊柱修复等课程会特别强调呼吸，通过配合呼吸，促进气血运行。有些方法并没有对呼吸做出具体的要求，以用力为主，自然呼吸即可。当然，在练习的过程中，可能会存在用力牵拉时自然地配合吸气或呼气加强的情况，这都是自然的反应，不必强调。

→ 变化 ←

导引术针对调理的部位，在劲力的牵拉或努动下，该部位的肌肉、骨骼、关节、气血等都会发生变化。切记"没有形体部位的变化，便没有该部位的健康变化"。导引术的每一个方法都会通过用力促使形体部位的气血流通，筋脉缓和。例如"捉颏"导引法，变化在颈项；"大形"导引法，变化在肩、肘、髋、膝；"四周"导引法，变化在两臂和两肋。

→ 自然 ←

导引术的练习是自然而然的事情，不要太过于刻意，通过导引术练习逐渐透悟司马贞在《史记索隐》中记载的导引术语"按摩而玩弄身体使调也"的意境，即用"玩耍"的心态来练习，而非机械地练习。

导引术练习的常用动作技术

练习导引术时，需要将诸如牵引、挤压、努动等不同的劲力作用到身体的特定部位，这种劲力运用的方法称作导引术练习中的技术。

捉 用单手或双手抓握住身体的某个部位，例如下颏、脚趾、膝头，捉是牵引的基础，要抓牢固，否则在用力牵拉中容易滑脱。

舒 舒是将意念融入形体之中进行的操作，例如将意念揉入手、头、脚等部位进行的舒展运动，与太极拳讲"舒指"的要求是一样的。

引 即牵引，需要注意手、肘、头、身等不同部位都可以进行牵引操作，牵引并不是机械的、直线性的牵引，牵引的路线、方位、角度可能会发生变化。

努 努是在用力达到极限的状态下，有意识地加大力度，使身体的某个部位向外突出。形体的很多部位都可以用来努力，比如手、头、背等。

托 托是用单手或双手托举的技术，例如"单举"是用单手上托，"摇身"则是用双手上托。

仰 仰是用头、脚、手等不同部位进行向上、向前或向后的弧形牵引。

挪 挪是头、腰等部位进行的横向移动，例如"挪头"这个方法，将头部固定后，左右挪动，类似于新疆舞中头部的运动。

振 身体的某个部位（如腰、手、小腿、脚等）进行小幅度的上下颤动，要求频率要快，幅度要均匀，节奏要有韵律。

不动 导引术练习过程中，在对身体的某些部位进行操作时，可能需要控制身体的其他部位不要产生运动。例如"大形"这个方法，两手前后努力的同时要保持腰背不动。

导引技术是运动方法的精髓，需要在导引术练习时反复体悟，融会贯通。准确的技术操作会起到事半功倍的效果，并使身体的感悟能力得到提高。

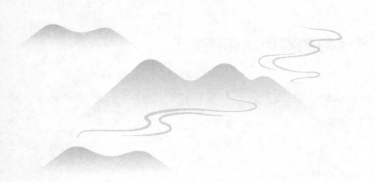

4

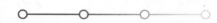

导引术基础姿势

▶▶

站立

练习效果 提高阴阳平衡功能，平复精神。

练习方法 两脚平行站立，与肩同宽，头正颈直，下颏内收，手指展开，两腿自然蹬直，脚趾轻微扣地，身体端正，目视远方。

注意事项 两脚平行站立，不要站八字脚；身体形态端正，精神安宁。

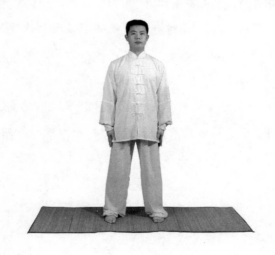

端坐

ᐯᐯᐯᐯ

练习效果　挤压脚踝部筋脉，调和腿部气血，放松腰部，缓解腰肌劳损症状。

练习方法　解开头发，两膝头并拢，脚大趾相对，足跟外扒，屈膝着席，两臀部坐在脚后跟上。头部端正，腰部放松，两肩略提，腋下微悬开，手指展开，放松手腕，两手掌放于大腿中部，胸略回收，小腹微紧，身体端正，目视前方。

注意事项　请将手贴在腰部，反复体验腰部是否下沉放松了，大多数人仍然是紧张和绷紧的，腰部放松尤其重要；身体形态端正，精神安宁。

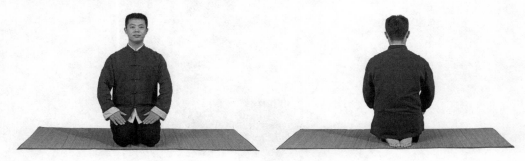

正坐

ᐯᐯᐯᐯ

练习效果　温和膝盖、膀胱、脚部等气血，缓解腰痛现象。

练习方法　解开头发，两膝头并拢，双脚竖起，脚大趾相对，足跟外扒，屈膝着席，臀部坐在脚后跟上。头部端正，腰部放松，两肩略提，腋下微悬开，手指展开，放松手腕，两手掌放于大腿中部，胸略回收，小腹微紧，身体端正，目视前方。

注意事项　若坐不下时，可以先练习端坐，在端坐的基础上，转为脚跟相对，脚趾外扒，再将双脚竖起；正坐时，形体要端正、自然。

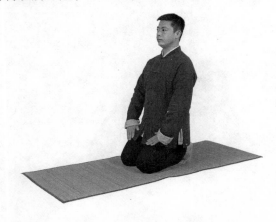

箕坐

〰〰〰〰

练习效果 可以调养整个身体的肌肉、骨骼、关节，如孩子般的坐姿，感受精神的自由。

练习方法 臀部着席，两手按在席面上，手指朝前，两腿分开，稍微弯曲，两脚外扒展开，向上舒展放松。

注意事项 两腿弯曲时，膝关节稍微向上耸起；两脚不要前伸或后屈，而是竖起向外，八字展开。

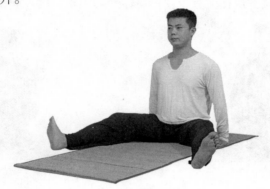

箕踞坐

〰〰〰〰

练习效果 可以使精神自然，放松，毫无拘谨，调养整个身体的肌肉、骨骼、关节。

练习方法 臀部着席，身体放松，两膝关节回收，两脚掌分开踏住席面，两手按在身体两侧，手指向前。

注意事项 两脚分开距离大约与肩同宽；身体和两腿要尽量分开一些。

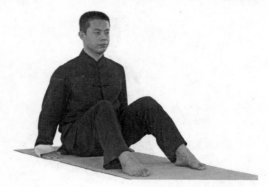

偏跏坐

练习效果 提高髋关节柔韧性，改善下肢气血运行。

练习方法 臀部着席，一只脚回收，放在大腿下，另一只脚回收，安放在另侧大腿上，身体正直，两手放于膝头。若右脚在上，为左偏跏坐；反之，为右偏跏坐。

注意事项 如果坐不下去，可以两腿交叉，自然盘坐在席面；要保持坐姿的安稳，不要产生摇晃现象。

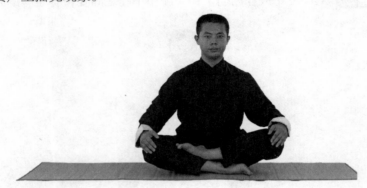

蹲坐

练习效果 可以改善髋部柔韧性，提高腿部力量，按摩腹部脏器，改善消化吸收功能。

练习方法 身体下蹲，两膝关节向外展开，两脚平放地上，两手放于膝关节上。

注意事项 双脚要平放在席面上；两膝关节向外打开。

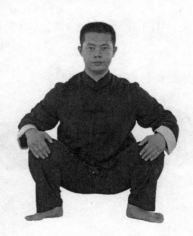

蹲踞

（练习效果）提高腿部力量，改善髋关节柔韧性，按摩腹部脏器，改善消化吸收功能。

（练习方法）在蹲坐姿势基础之上，身体上起，大腿和小腿成90度角，两手放在膝关节上。

（注意事项）双脚要平放在席面上；大腿和小腿之间要留有足够的距离。

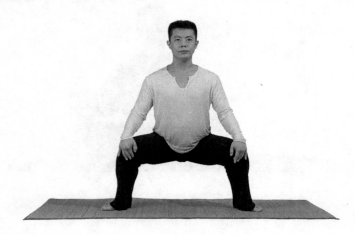

偃卧

（练习效果）身体适当紧张，可以使气血在重力作用下，向头面部进行均匀分布。

（练习方法）去除枕头，两手向下自然伸直，两脚分开与肩同宽，脚趾向上保持端正，全身略微紧张。

（注意事项）调节身体端正，身体适当紧张。

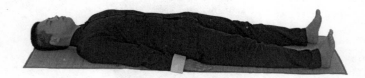

覆卧

练习效果　可以对腹腔形成有效挤压，激发脏腑功能，调理脏腑气机。

练习方法　下颏抵住席面，两手心向上，胸部和腹部贴住席面，膝关节自然蹬直，两脚伸直，脚背着席。

注意事项　避免席面过凉或潮湿，胸腹部充分地挤压在席面上。

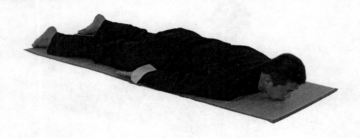

直跪

练习效果　调和腰部气血平衡。

练习方法　膝头抵住席面，腰部伸直，臀部离开两脚后跟，两脚背自然贴席，身体正直，两手放于大腿两侧。

注意事项　脚踝放松，两脚背自然贴席。

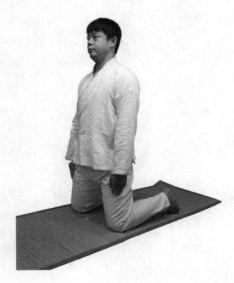

平跪

〔练习效果〕 可以将肩关节在自身重力的作用下打开，同时可以放松腰部。

〔练习方法〕 两膝头着席，两脚竖起，踩住席面，两手向前按住席面，身体放松，平正。

〔注意事项〕 两肩膀放松，成舒适跪姿。

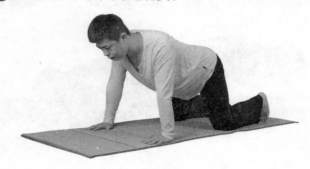

胡跪

〔练习效果〕 调养膝关节、脚部和腿部的气血平衡。

〔练习方法〕 右膝着席，左膝竖起，身体正直，为右胡跪；反之，为左胡跪。感到疲劳时则两膝姿势互换，所以又称互跪。

〔注意事项〕 胡跪后，保持形体姿势端庄。

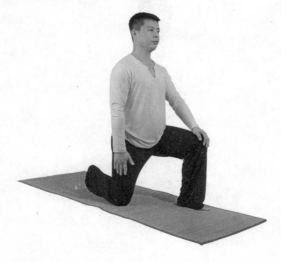

形体牵引，
塑造健康完美好身材

◎ **颈项硬化**

※**导引术：** 捉颏

※**练习姿势：** 站立

★练习步骤

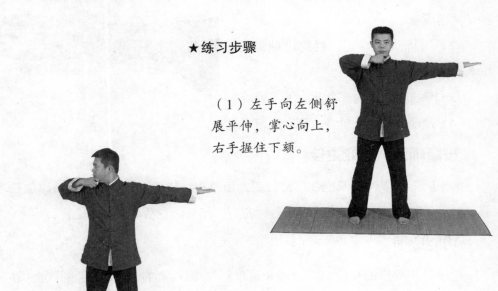

（1）左手向左侧舒展平伸，掌心向上，右手握住下颏。

（2）右手牵引下颏，带动头向右慢慢转动，牵引到颈项所能扭转的极限，再将头转正，重复7次。

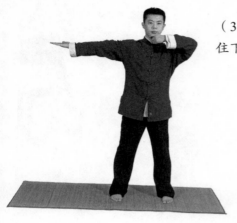

（3）右手向右侧舒展平伸，掌心向上，左手握住下颌。

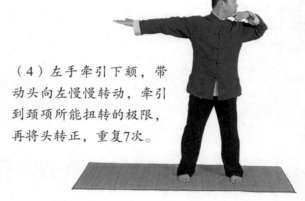

（4）左手牵引下颌，带动头向左慢慢转动，牵引到颈项所能扭转的极限，再将头转正，重复7次。

（5）继续重复左侧和右侧动作，左、右各急速牵引7次。

注意事项

（1）手型要准确，手心向上，避免歪斜、掉落现象。

（2）保持头部端正，避免出现倾斜、低头、仰头、歪斜等现象。

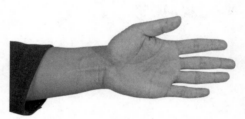

（3）牵拉发力的肘部拿起，不要掉落。

（4）颈项部僵硬严重者，可以练习两组。

按摩辅助，疗效更佳

拇指向下，以两手掌抱住项部位置，用拿捏、揉按、摩运等手法按摩放松项部肌肉、关节或韧带，按摩练习3分钟左右，随后随意活动肩颈部位置。

功能道理

通过对颈项部的牵拉刺激，调和颈项部气血，同时提高对头部的气血供应；长舒的手臂向外伸展，可以有效地牵拉肩部韧带、关节、肌肉，有利于气血的均匀分布，进而润养神经，强化上肢的气血运行。最后，通过按摩的方法来缓和气血，放松肌肉，让颈项部的气血运行回归到自然状态。

◎ 驼背

※**导引术**：单举

※**练习姿势**：站立

★ **练习步骤**

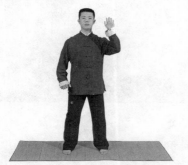

（1）左手向上仰起至头部位置，右手屈腕变掌。

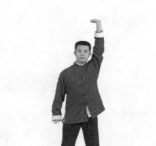

（2）保持身体正直不动，左掌朝上，掌指向后，仿佛推物姿势，向上托起，右手向下如按物姿势，掌指向前，使劲下按，上托下按的劲力逐渐达到极限。

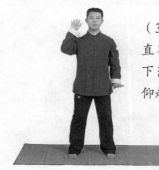

（3）保持身体姿势正直不动，左手在体前下落，右手顺势变掌仰起到头部位置。

（4）保持身体姿势正直不动，右掌上托，左掌下按，一左一右为1次，重复7～28次。

注意事项

可以通过双手按墙或在地面做俯卧撑等方式来锻炼手型；向上推动时，要有足够的空间运动感觉，但肘头不要完全伸直；另外，上下来去的运动过程要柔和、均匀、连贯。

功能道理

身体正直不动，两手上托下按，直接牵拉刺激腋下、肩胛等部位，柔和该部位的筋脉；上下来去反复进行，在于通过一紧一松的刺激来调和该部位的气血，对驼背、肩周炎、肩紧张、肩部麻木、腋下筋脉紧张等起到调理效果。

◎ 高低肩

※导引术：挽弓
※练习姿势：箕坐

★ 练习步骤

（1）右脚向前放松竖直，左脚后屈，两手抱住左腿足三里处。

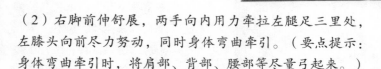

（2）右脚前伸舒展，两手向内用力牵拉左腿足三里处，左膝头向前尽力努动，同时身体弯曲牵引。（要点提示：身体弯曲牵引时，将肩部、背部、腰部等尽量弓起来。）

（3）保持努膝向前和身体弯曲牵引的劲力，逐渐形成定势，同时体验全身关节仿佛解开的感觉。两手放松，返回，重复另一侧。一左一右为1次，重复7~21次。［要点提示：定势是指随着劲力的渐进和持续（即牵引的劲力需要维持一定的时间）逐渐形成的姿势。］

注意事项

（1）两手向后牵拉足三里处，膝头向前努力，弯曲身体牵引，三个劲力属于一个整体，注意体验劲力的整体性。

（2）牵引形成规范的姿势之后，要体验"体内冷气消散，关节仿佛解开"的感觉。

功能道理

两手向内牵拉，同时膝头努力向前，身体弯曲牵引，动作强度极大，其活动筋骨、流通气血的功能会随着牵引的劲力而显现出来；由于风冷寒邪主要是伤筋骨，拘经脉，凝滞气血，而该动作方法通过劲力牵引实现"动则生阳"，达到祛除寒邪、流通血脉的效果。

◎ 肥胖

※**导引术**：摇身

※**练习姿势**：站立

★ **练习步骤**

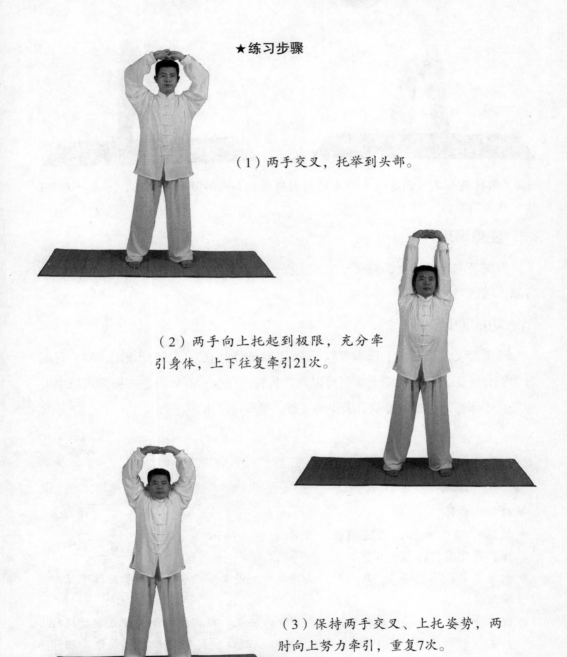

（1）两手交叉，托举到头部。

（2）两手向上托起到极限，充分牵引身体，上下往复牵引21次。

（3）保持两手交叉、上托姿势，两肘向上努力牵引，重复7次。

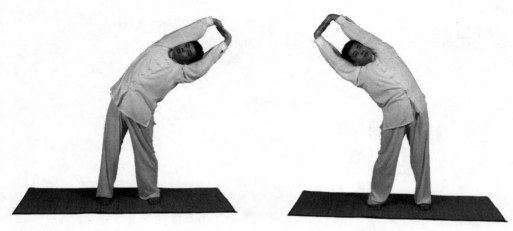

（4）保持两手不动，身体先向左倾斜到极限，再向右倾斜到极限，一左一右为1次，重复21次。

注意事项

肘关节向上努动时，要带动肩部上提；同一步骤或不同步骤练习之间若感到劳累，可适当休息。

功能道理

两手交叉，反复向上托举可以畅通三焦，调理内脏；上托到极限，将肩臂部肌肉充分挤压，两肘的向上牵引可以调理肩背部气血；身体的左右摇摆可以牵引胁部、腹部等，通过反复牵引来调理气血，提高代谢水平。

指针 按摩

◆ 穴位：公孙。

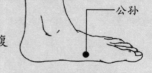

公孙

◆ 功能：理气和胃，促进消化，宁心安神，防治腹痛、胃脘痛、肠鸣、水肿等症。

◆ 快速取穴：箕坐姿势，足大趾与足掌所构成的关节内侧，弓形骨后端下缘凹陷处。

◆ 按摩法：箕坐在席子或床铺上，先左侧再右侧，以拇指指甲掐按或重度揉按的方式刺激穴位14～49次，以穴位酸胀、酸痛和腹部空松效果最佳。若计时，先左后右，按摩5分钟左右。

◎腿不直

※**导引术**：引腹气
※**练习姿势**：箕坐

★**练习步骤**

（1）两脚放松舒展，两手拎住两脚大拇指。

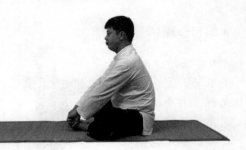

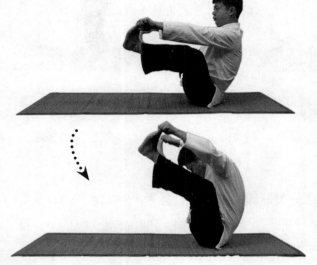

（2）低头，两手向上牵引两脚大拇指到极限，随动作的牵引，吸气，以意行气，使腹中气行遍全身。（要点提示：行气时要注意，意识要如清溪淡流，行遍全身。）

（3）呼气，放松，下落，返回，一吸一呼为1次，重复5次。

注意事项

若对行气感触不深，单独进行形体动作和呼吸的配合即可，或者两手向上牵引两脚大拇指和低头要达到极限。

功能道理

两手抓住两脚大拇指向上牵引，可以牵拉大腿后侧、膝关节等经筋，从而改善腿部柔韧性；该动作强度较大，可以激发肾脏功能，温和气血，对腹寒造成的疝瘕症状有较好的康复效果；外在动作配合内在行气，对提高免疫力、促进气血运行和塑造良好的形体姿态具有较好的效果。

◎ 关节肿胀

※导引术：大形
※练习姿势：站立

★练习步骤

（1）保持腰和脊背竖直不动，左手向前，右手向后，与肩同高，两掌心向上。之后，两手前后长舒努力，腰脊不动，身似大形。稍停后放松下落。

（2）右手向前，左手向后，两手与肩同高，两掌心向上。之后，两手前后长舒努力，腰脊不动，身似大形。稍停后放松下落。左右为1次，练习7～14次

注意事项

运动过程要连贯；后手尽量向后即可，不要由于过度向后而产生腰脊晃动现象。

功能道理

两手前后"长舒极势"可以畅通手臂部的气血循环，通利肘部和肩部关节；反复交替练习可以刺激肩部肌肉、骨骼、筋脉，平衡气血；在两手前后长舒的状态下，腰脊不动，可以对腰部、胯部和膝部产生静力性牵引刺激，通利关节，活跃气血。

指针 按摩

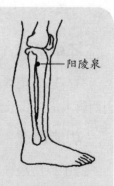
——阳陵泉

◆ 穴位：阳陵泉。

◆ 功能：疏肝理气，补益肾气，防治头痛、耳鸣、胆结石、膝肿痛、腰扭伤、腿抽筋、坐骨神经痛、白癜风、乳房胀痛。

◆ 快速取穴：蹲坐姿势，膝关节外下方，腓骨头前下方凹陷处即是。

◆ 按摩法：箕坐或坐在椅子上，两手拇指同时点按或揉动阳陵泉穴14～49次，以穴位酸胀或向肋胁放射效果最佳。若手上无力，可先按摩左侧阳陵泉，后按右侧阳陵泉，两侧手法、劲力、次数相同。若计时，先左后右，按摩5分钟左右。

◎膝关节屈伸不利

※**导引术：**引胫痹
※**练习姿势：**箕坐

★**练习步骤**

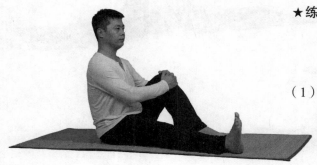

（1）右脚竖起，两手抱住左膝。

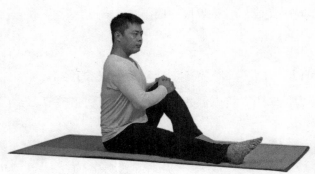

（2）右脚前伸，两手抱左膝
向内尽力牵引，同时，伸腰，
吸气，逐渐达到极限。放松、
返回，自然呼气，一呼一吸为1
次，重复5～7次。

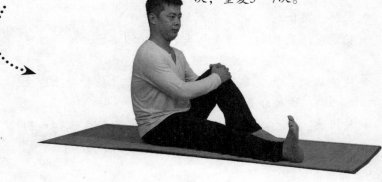

（3）右脚外展，两手抱左膝向内尽力牵引，同时，伸腰，吸气，逐渐达到极限。放松、返回，自然呼气，一呼一吸为1次，重复5～7次。动作相同，重复另一侧。

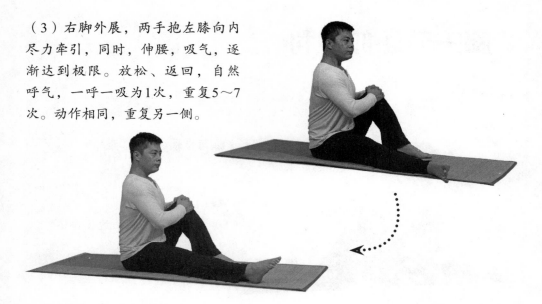

注意事项

伸腰、抱膝、伸脚三个动作同时完成，自然吸气到极限。

功能道理

两手抱膝，伸脚，吸气，可以充分鼓荡肾气沿腿下行，起到疏通经络、温和气血的作用；两手对膝关节的静力性牵引，可以温和膝头气血，通利膝关节。

指针 按摩

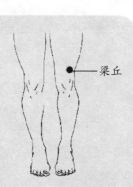

梁丘

◆ 穴位：梁丘。

◆ 功能：缓痉止痛，理气和胃，通经活络，主治胃脘疼痛、肠鸣泄泻、膝关节痛、乳肿痛。

◆ 快速取穴：箕坐姿势，下肢用力蹬直，髌骨外上缘上方凹陷正中处即是。

◆ 按摩法：箕坐姿势，两手同时点按或揉按穴位14～21次，或先按揉左侧穴位，再按揉右侧穴位，以梁丘穴感到略酸胀为宜。

6

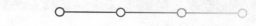

舒筋活络，远离亚健康

◎ 倦怠乏力

※**导引术：**义手

※**练习姿势：**端坐

★练习步骤

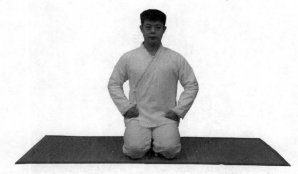

（1）两手握固至于大腿上方。（要点提示：握固的方法是拇指贴到无名指根部，其余四指并拢，握住拇指。）握固稍用力，闭气，逐渐达到闭气的极限。

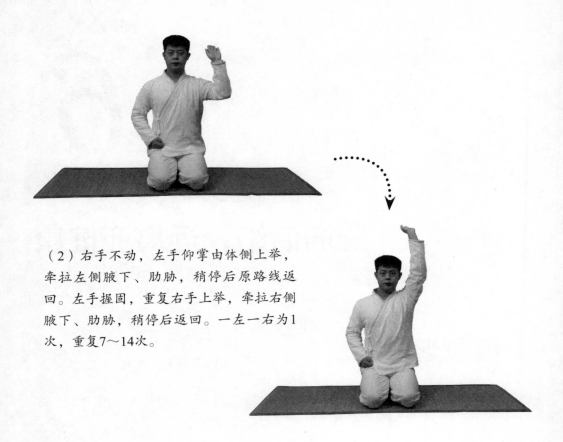

（2）右手不动，左手仰掌由体侧上举，牵拉左侧腋下、肋胁，稍停后原路线返回。左手握固，重复右手上举，牵拉右侧腋下、肋胁，稍停后返回。一左一右为1次，重复7～14次。

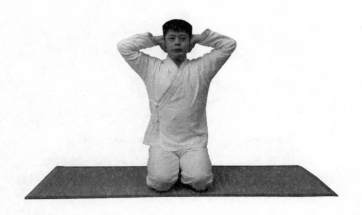

（3）两手变掌，以掌心稍用力捂住两耳保持15秒。（要点提示：请尽量将两耳内空气挤出。）

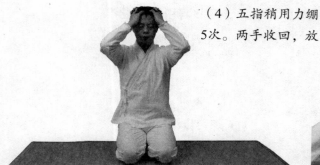

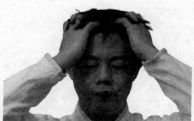

（4）五指稍用力绷紧，由前发际向后梳头，重复5次。两手收回，放于大腿上，结束动作练习。

注意事项

运动过程中，对身体产生的各种反应要顺其自然；用手梳头时，从前发际到后发际，力度要适中，范围要均匀。

功能道理

"握固"作用于人体的肝经系统，可以调节肝功能，而肝藏血，发为血之余，该动作对促进血液循环和改善发质有较好效果；闭气对人体气机的转化、精神的调节和思虑的消除有较好的效果，现代医学也证明闭气对慢性呼吸系统疾病、循环系统疾病、神经系统疾病都有康复效果。两手梳头可以直接改善头部气血运行，对于改善发质有较好效果。

指针 按摩

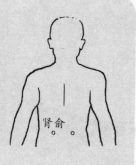

◆ 穴位：肾俞。

◆ 功能：温肾助阳，生精益髓，利水消肿，可康复或调理遗精、阳痿、月经不调、小便不利。

◆ 快速取穴：肚脐水平线与脊柱相交椎体处，正中线旁开1.5寸（个人拇指一横指宽为1寸）。

◆ 按摩法：

（1）站立，正握叉腰，拇指中度力按压肾俞穴14～49次，要求每次按压穴位稍停后放松返回，以酸胀感为宜。

（2）站立，反握叉腰，中指和食指由下向上摩擦肾俞穴14～49次，摩擦的劲力要柔和、渗透，以温热感为宜。若计时，先左后右，按摩5分钟左右。

◎ 胸闷气短

※导引术：振乳
※练习姿势：端坐

★练习步骤

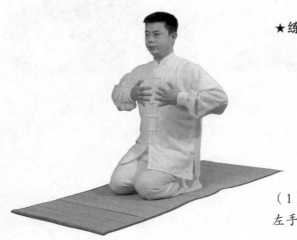

（1）端坐或站立，两手抱住两乳房，左手抱左侧，右手抱右侧。

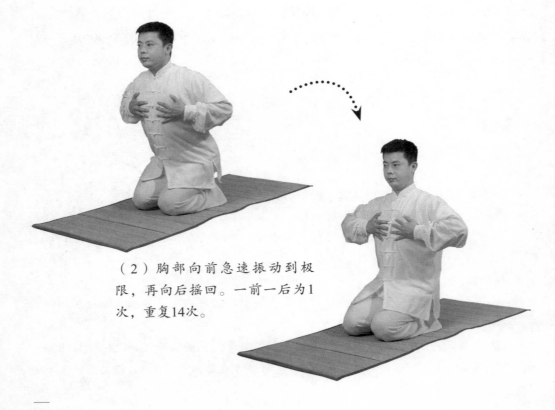

（2）胸部向前急速振动到极限，再向后摇回。一前一后为1次，重复14次。

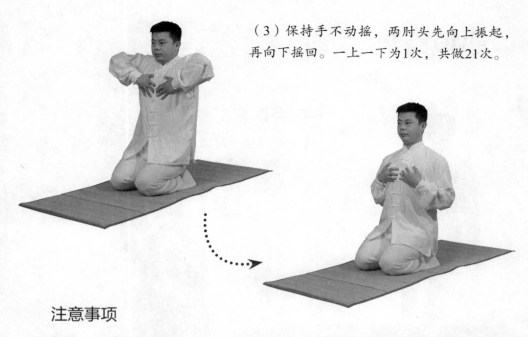

（3）保持手不动摇，两肘头先向上振起，再向下摇回。一上一下为1次，共做21次。

注意事项

两掌根贴紧两乳外缘，四指弯曲，略微用力；振摇乳房时要达到极限，同时，要轻柔匀和，不要过分用力。

功能道理

在"抱两乳"对胸部进行挤压的基础上，乳房的前后振动可以活跃内在气血，实现气血平衡，对胸部的肺、心、乳房等器官有养生价值；肘部的上下来去调理，可以活跃该部位气血，逐渐地缓解肘部的各类疾患。

指针 按摩

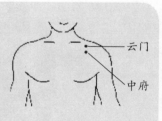

◆ 穴位：云门。

◆ 功能：止咳平喘，清肺理气，防治咳嗽、气喘、胸痛、肩痛。

◆ 快速取穴：站立，两手叉腰，锁骨外侧端下方的三角形凹陷处即是。

◆ 按摩法：盘坐或仰卧姿势拇指贴于云门穴，中度力向内点按或揉按14～49次，先左侧，再右侧，每次点按或揉按以略酸胀为宜。若计时，先左后右，按摩5分钟左右。

◎ 心烦身热

※**导引术**：顿足

※**练习姿势**：站立

★练习步骤

（1）重心移到右腿，左脚提起，向席面用力震脚，然后左手仰起到头面位置。

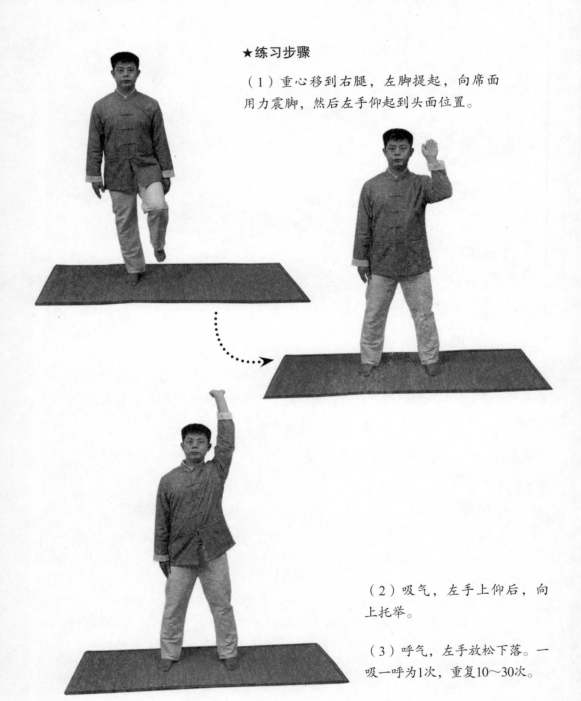

（2）吸气，左手上仰后，向上托举。

（3）呼气，左手放松下落。一吸一呼为1次，重复10～30次。

注意事项

左脚向下震地，不是简单地跺脚，而是将整个身体的重量踩踏到左脚上，同时避免身体歪斜。

功能道理

中医认为形体"左侧属血，右侧属气"，气比血运行的速度要快，震左脚，举左手，可以调动血的运行能力，实现气血运行的同步与协调；以鼻吸气可以起到培补正气的作用，同时左手上举牵拉肝脾等经筋组织，畅通经络，疏通气血，对伤寒造成的关节不利、身热背痛起到调理效果。

指针 按摩

◆ 穴位：日月。

◆ 功能：降逆止呕，疏肝理气，利胆退黄，主治黄疸、急慢性肝炎、胆囊炎、反胃吞酸、膈肌痉挛、肋间神经痛、情志抑郁。

◆ 快速取穴：站立或仰卧，自乳头垂直向下推3个肋间隙，按压有酸胀感处即是。

◆ 按摩法：站立或仰卧姿势下，两手拇指同时揉按或点按日月穴14～49次，或先揉按或点按左侧，再练习另一侧，以日月穴有酸胀感为宜。若计时，先左后右，按摩5分钟左右。

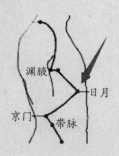

◎肢体运动性障碍

※导引术：细捵
※练习姿势：站立

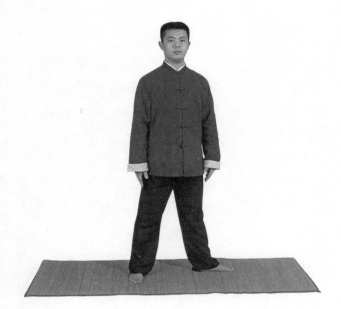

★练习步骤

（1）左脚转向左侧，成丁字步站立。

（2）身体左转，向前倾斜，两手向前伸直并拢，与肩同高。

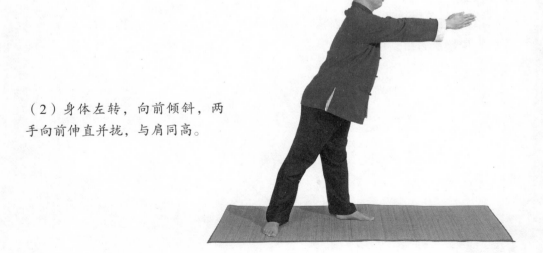

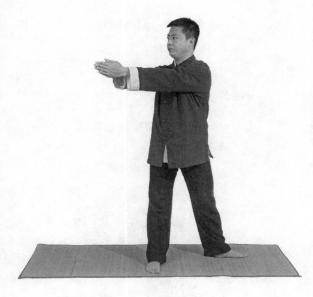

（3）两手并拢，向右急速摆动到极限，右脚顺势踩踏席面。返回站立姿势，重复另一侧，一左一右为1次，重复7~14次。

注意事项

开始时动作要柔缓，预防转动过程中将身体拧伤；孕妇禁止做此动作。

功能道理

一只脚踹实地面，另一只脚朝向外侧的姿势下，两手急速拧转返回，可以刺激脊背、髋关节、膝关节、踝关节，可以通利关节。通过急速运动，气血会在速度的作用下，灌溉肢体，柔缓筋脉，对肢体麻木等有调理作用。

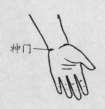

神门

指针

按摩

◆ 穴位：神门。

◆ 功能：益心安神，理气止痛，降逆止血，防治心烦、健忘、失眠、头痛、头晕、心脏病、心悸、目眩等症。

◆ 快速取穴：在腕部，内侧掌后0.5寸凹陷中。

◆ 按摩法：箕坐姿势，右手拇指外侧点按或向小指方向推按神门穴14~49次，以神门穴酸胀或向小指方向有放射感为佳。若计时，先左后右，按摩5分钟左右。

◎ 腰膝酸冷

※**导引术**：仰头却背

※**练习姿势**：站立

★**练习步骤**

（1）头部慢慢向后仰，向后弯曲背部，两手沿腿部向下放纵到极限位置。

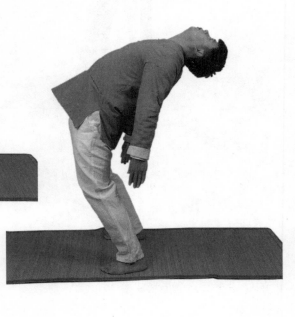

（2）腰部伸直，头部转正，返回站立姿势，一上一下为1次，重复21次。

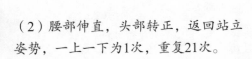

（3）调节身体端正，两手向下放纵伸展。

（4）腰部先向左，再向右挪动，一左一右为1次，挪动腰部14次。

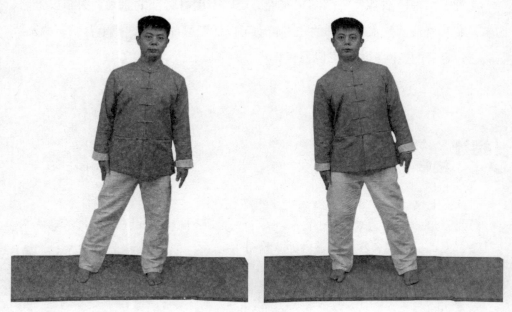

（5）返回站立姿势，身体后仰，上下揉按脊背7次。

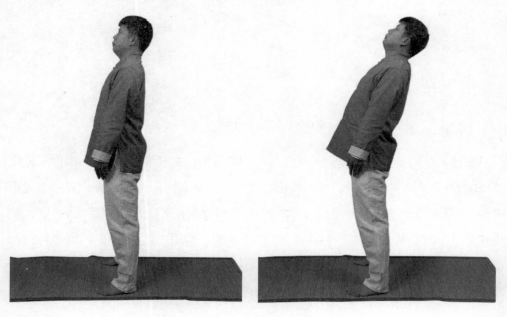

功能道理

头部、项部、肩部、背部向下弯曲，可以牵引脊背部的肌肉、关节、骨骼、韧带，调和脊背部气血。腰部的左右转动可以活跃腰部气血，按摩肾脏，激发肾脏功能；脊背的按揉刺激，可以调和脊背部的气血运行。

 按摩

◆ **穴位**：太溪。

◆ **功能**：温肾助阳，理气平喘，养心安神，主治遗精、阳痿、月经不调、不孕、失眠、耳鸣、哮喘、腰痛、心脏病等。

◆ **快速取穴**：箕坐，由足内踝尖向后摸至凹陷处。

◆ **体位及按摩法**：箕坐姿势，拇指点按、揉按或推按14～49次，以穴位酸麻胀效果为佳。若计时，先左后右，按摩5分钟左右。

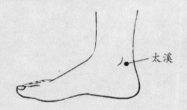
太溪

说明

该技术是对《诸病源候论·风虚劳候》进行的技术开发，《诸病源候论》近代版本记载："立，抑头却背，一时极势，手向下至膝头……渐去背脊、臂肩、腰冷不和。"经考证天圣四年（公元 1026 年）《诸病源候论》版本，记载为："立，仰头却背，一时极势，手向下至膝头……渐去背脊、臂肩、腰冷不和。"通过与近代相关导引套路练习对比，以及在教学和训练中广泛反馈，笔者的专著《道引·形体牵引篇》中的"抑头却背"技术修改为"仰头却背"。

◎防治白发

※导引术：调脊椎
※练习姿势：箕坐

★练习步骤

（1）两脚分开30厘米左右的距离，向上竖直，调理形体放松。

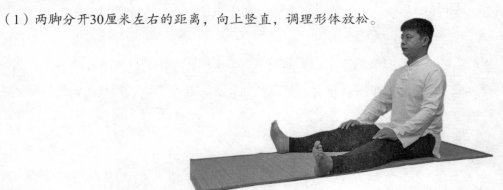

（2）两手掐握住两胫骨，保持用力掐握，向下慢慢低头，逐渐到极限。在低头过程中调理身体和脊柱。（要点提示：调理身体和脊柱时，要对"身"和"脊"有所体悟，可以左右、上下、前后运动调理，不拘一格，以牵拉放松身体和脊柱各个椎骨为标准。）

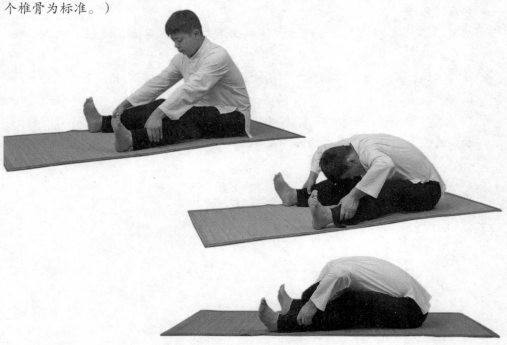

（3）两手放松，返回，头部抬起，身体转正。一下一上为1次，重复6～12次。

注意事项

两手掐握小腿骨的劲力越大，低头的劲力越大，两者存在同步性。另外，要注意在掐握和低头的同时，调节身体和脊背。

功能道理

"肾主骨，生髓，其华在发"，肾气足，则血气盛，该动作通过对腰部的运动刺激，起到生发肾气的作用；头部向下弯曲牵引，同时调整身体和脊背，依次牵拉颈椎、胸椎、腰椎等各椎骨，可以畅通督脉，通利气血。肾气的调理与督脉的畅通，可以益精生髓，改善发质。

指针 按摩

◆ 穴位：照海。
◆ 功能：温经散寒，养心安神，主治心悲不乐、四肢懒怠、月经不调、小腹痛等。
◆ 快速取穴：垂足坐，内踝尖下凹陷处，前后有筋，上有踝骨，下有软骨，其穴居中。
◆ 体位及按摩法：箕坐姿势，用拇指掐按、点按、揉按14～49次，以穴位脉动加强为佳。若计时，先左后右，按摩5分钟左右。

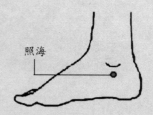

照海

◎记忆力减退

※导引术：挽解溪
※练习姿势：箕坐

★练习步骤

（1）两脚掌相交，两手抓
住两脚踝。

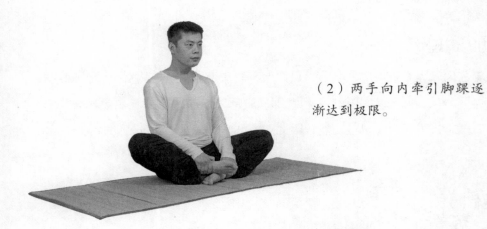

（2）两手向内牵引脚踝逐
渐达到极限。

（3）头部上仰，体验仰头时背
部对腰部的挤压刺激。

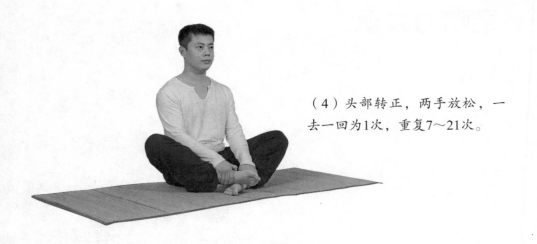

（4）头部转正，两手放松，一去一回为1次，重复7~21次。

注意事项

先挽拉解溪穴到极限，头部再上仰。

功能道理

两手向内尽力牵引两脚踝关节，可以改善髋关节柔韧性；将腰部充分固定后，通过仰头的方法，将劲力依次传递到背部和腰部，进而激发肾脏功能，调和腰背气血，肾藏志，主意志和记忆功能，因此对记忆力减退有一定的防治作用。

指针 按摩

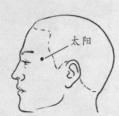

◆ 穴位：太阳。

◆ 功能：主治失眠、健忘、偏头痛、目赤肿痛、三叉神经痛、面瘫。

◆ 快速取穴：在头颞部，眉梢与目外眦之间，向后约一横指的凹陷处。

◆ 体位及按摩法：箕坐姿势，拇指或食指用轻重变化的力度点按、揉按或推按穴位14~49次，以穴位出现酸麻胀的效果为佳。若计时，先左后右，按摩5分钟左右。

◎ 肌体羸弱

※导引术：燕飞
※练习姿势：端坐

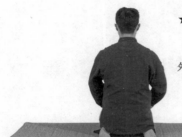

★练习步骤

（1）两脚后跟相对，脚趾外扒姿势坐下。

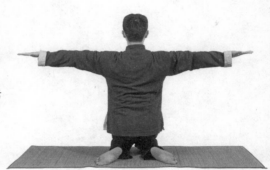

（2）两脚趾向外急速扒动，膝头抵住席面，两手向外侧放松、长伸到极限。

（3）两脚趾、两膝头、两手放松回收，一起一落为1次，重复7～21次。

注意事项

要做到脚趾外扒、膝头抵住席面的细微运动；脚趾外扒，膝头抵住席面，腰部向上伸展的运动要急速；两手掌心向上，向两侧伸展到极限。

功能道理

足跟相对的坐姿，对脚底足弓产生良好的按压刺激，对脚跟疼痛、扁平足、骨刺等有康复效果；脚趾向两侧急速扒动，温和畅通脚部气血，提高踝关节的柔韧性；对脾经形成较大的挤压刺激，可以改善脾脏功能，进而提高消化吸收功能，强健肢体。

指针 按摩

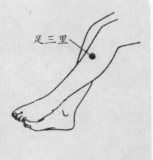

足三里

◆ 穴位：足三里。

◆ 功能：足三里为调理身心要穴，具有健脾和胃、扶正培元、通经活络、升降气机的功能，主治肠胃胀满、真气不足、大便不通、腰痛、四肢胀满、闭经、恶寒、半身不遂等众多疾病。

◆ 快速取穴：同侧手虎口置于髌骨上外缘，其余四指向下，中指指尖处即是。

◆ 体位及按摩法：箕坐或高位蹲踞姿势，揉按、点按足三里穴各5分钟左右。

◎ 黄褐斑

※导引术：挽犊鼻
※练习姿势：站立

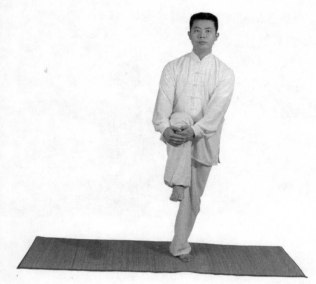

★ 练习步骤

（1）成站立姿势，左脚支撑身体，提起右腿，屈右脚，两手抱住右膝犊鼻下位置。

（2）左脚蹬踏席面，两手抱住右腿向身体急速牵引到极限。

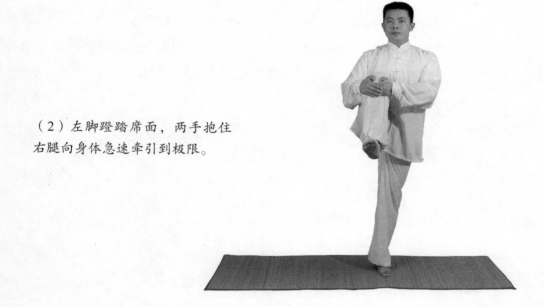

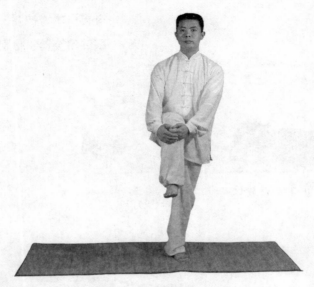

（3）两手放松，右腿放松、返回。以同样的动作重复另一侧，一左一右为1次，重复7～28次。

注意事项

两手抱的位置要准确，牵拉的一只脚要内屈紧张，蹬踏、两手向回牵引腿是一股劲。孕妇禁止做此动作。

功能道理

两手将小腿快速牵引到身体，对肠胃等内脏器官形成强力刺激，对活跃脏腑气血、激发脏腑功能具有良好价值；两手刺激足阳明胃经，以及足三里、犊鼻等重要穴位，可以提高脾胃功能，改善消化吸收情况。

按摩与养生

◆ 方法：浴面。

◆ 功能：畅通胃经，祛风散寒，提高消化吸收功能，护肤美容，防止感冒。

◆ 按摩法：箕坐或站立姿势，两手搓热，由下向上擦摩面部36次。

◎足寒

※导引术：决足

※练习姿势：偃卧

★练习步骤

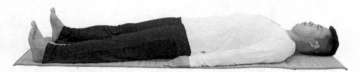

（1）偃卧，调节身体姿势使之端正。

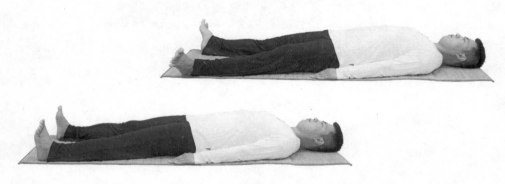

（2）两脚向两侧缓缓尽力外展，吸气，逐渐达到极限，保持身体姿势端正，两脚内收，呼气，一展一收为1次，重复7～14次。

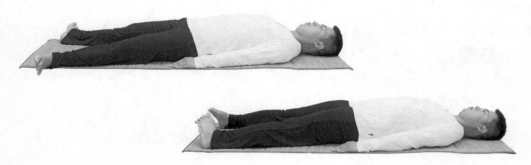

（3）两脚先向外，再向内摇动，一外一内为1次，摇动30次。

注意事项

足部的摇动要有弹性和富有节奏感。

功能道理

两脚外展到极限属于外在形体的运动，吸气到极限属于内在气机的运动，向外展脚时吸气，可以促使气机向脚部流动，对改善脚部气血循环、消除脚部怕冷有良好效果。

指针 按摩

◆ 穴位：涌泉。
◆ 功能：补脾益肾，镇惊息风，疏肝理气，防治癫痫、头痛、咳嗽、咽喉肿痛、失眠、子宫下垂、低血压。
◆ 快速取穴：直跪姿势，蜷足屈趾，脚心凹陷，按压有酸痛感处即是。
◆ 按摩法：箕坐，两手拇指同时点按或揉动涌泉14～49次，以穴位酸胀为佳。若手上无力，可先按摩左侧涌泉，后按右侧涌泉，手法、劲力、次数相同。若计时，先左后右，按摩5分钟左右。

涌泉

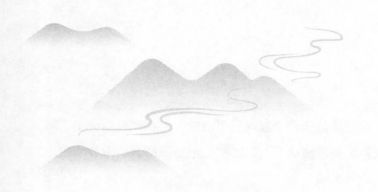

7

各类痛症调理

▶▶

◎ 习惯性头痛

★练习步骤

（1）端坐调形。

（2）慢慢向上伸展腰部，闭上眼睛，头部向左侧倾斜，吸气。

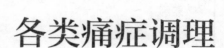

（3）动作不停，继续向上伸展腰部，头部再向右侧倾斜，同时，逐渐达到吸气的极限。

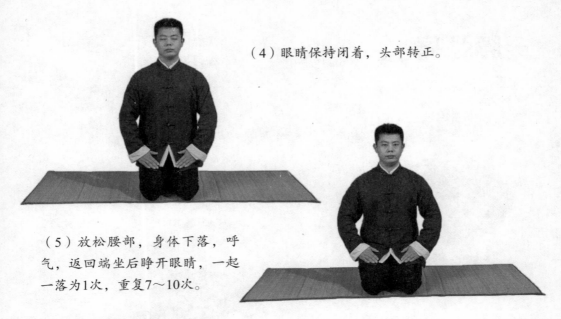

（4）眼睛保持闭着，头部转正。

（5）放松腰部，身体下落，呼气，返回端坐后睁开眼睛，一起一落为1次，重复7～10次。

注意事项

随着动作的开始，有意识地主动吸气；运动过程中动作柔缓自然，避免突然性的大起大落。

功能道理

腰部的伸展与回收运动可以调和腰部气血运行；左右倾头，促使人体正气向头部运行，可以达到祛除头部外邪的目的；闭目可以使气不外泄，精专于身，可以培补人体正气，调节精神，使之安宁。

指针 按摩

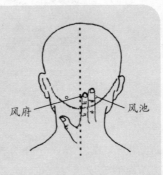

◆ 穴位：风池。

◆ 功能：平肝潜阳，宣肺通窍，消肿祛邪，主治外感发热、头痛、失眠、耳鸣、耳聋、落枕、颈椎病。

◆ 快速取穴：站立，头后骨下两条大筋外缘陷窝中，与耳垂齐平处即是。

◆ 按摩法：盘坐或坐在椅子上，端正身体，两手抱头同时点按或揉按风池穴14～49次，每次以头部有舒适感为宜。若计时，先左后右，按摩5分钟左右。

◎脖颈痛

※导引术：戾头

※练习姿势：端坐

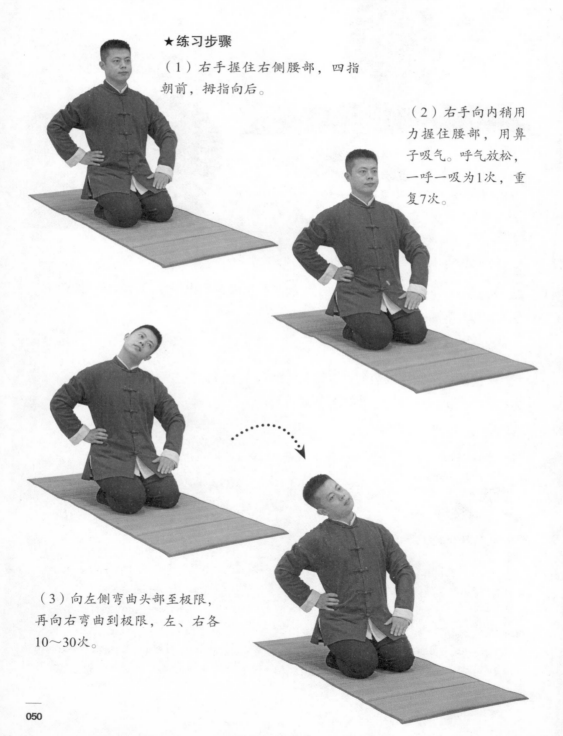

★练习步骤

（1）右手握住右侧腰部，四指朝前，拇指向后。

（2）右手向内稍用力握住腰部，用鼻子吸气。呼气放松，一呼一吸为1次，重复7次。

（3）向左侧弯曲头部至极限，再向右弯曲到极限，左、右各10～30次。

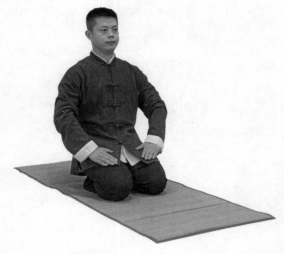

（4）右手收回到大腿上，返回端坐，结束动作练习。

注意事项

吸气时形体端正，有意识强调吸气，加大吸气量；闭目倾头是头部左右倾斜，戾头是左右弯曲牵引，注意两者的区别。

功能道理

右侧腰部属肾阳，右手持腰姿势下进行调息，可以充分活跃全身气血，改善微循环，起到行气活血的作用，对于瘀血现象有调理效果；身体整体的气血调动之后，通过头部的左右弯曲，来改善颈项部的肌肉、筋脉、关节紧张及僵硬现象。

指针 **按摩**

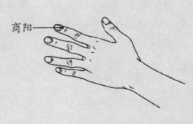

商阳

◆ 穴位：商阳。

◆ 功能：清热解表，利咽醒脑，通络止痛，主治咽喉肿痛、中风昏迷、热病汗不出。

◆ 快速取穴：食指指甲靠大拇指侧，指甲根处即是。

◆ 按摩法：箕坐或仰卧姿势，先左侧再右侧，以拇指指甲掐按或重度揉按的方式刺激穴位14～49次，以穴位酸胀、酸痛及鼻窍通利、精神明朗的效果为佳。若计时，先左后右，按摩5分钟左右。

◎肩内痛

※导引术：摇肩
※练习姿势：站立

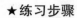

★练习步骤

（1）两手放在胸前，手指分开，向上舒展。

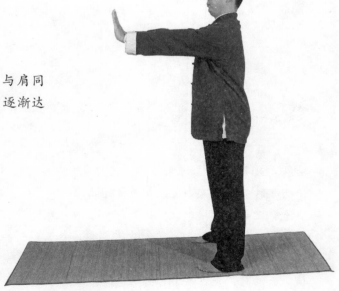

（2）两手掌向前推出，与肩同高，两手向前努力牵引，逐渐达到极限。

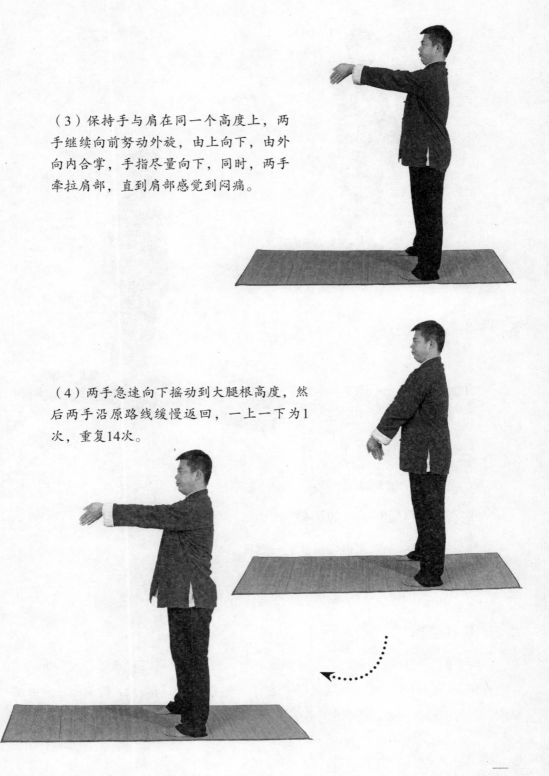

（3）保持手与肩在同一个高度上，两手继续向前努动外旋，由上向下，由外向内合掌，手指尽量向下，同时，两手牵拉肩部，直到肩部感觉到闷痛。

（4）两手急速向下摇动到大腿根高度，然后两手沿原路线缓慢返回，一上一下为1次，重复14次。

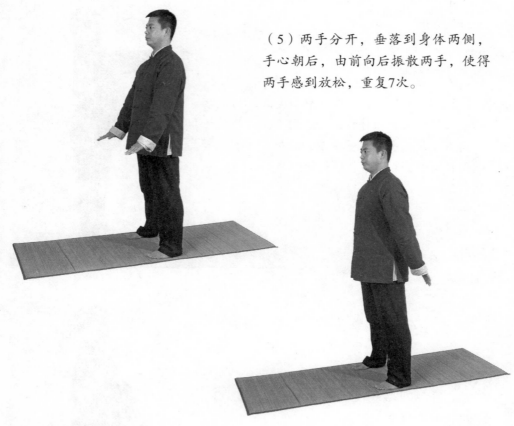

（5）两手分开，垂落到身体两侧，手心朝后，由前向后振散两手，使得两手感到放松，重复7次。

注意事项

向下摇动时，要以肩部为轴，摇动速度要急，但不要折叠身体。

形体按摩辅助，疗效更佳

（1）一只手握空拳，轻轻筑打另一侧肩部40次；换手，握空拳，轻轻筑打另一侧肩部40次。

（2）用一只手拿捏另一侧肩部，令其放松；再换另一侧，重复动作。

功能道理

两手前托可以畅通肩部、臂部和手部的气血运行；通过"急缓"为特征的运动方法，活跃肩部气血，使气血自然达到平衡状态，对肩周炎、肩紧张、肩部麻木、血行不畅等现象起到调理作用。

◎ 胸胁痛

※导引术：引胁
※练习姿势：箕坐

★练习步骤

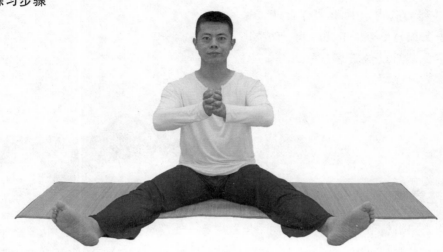

（1）两手在胸前交叉互握，互相握紧，同时，向外挽动，重复3次。

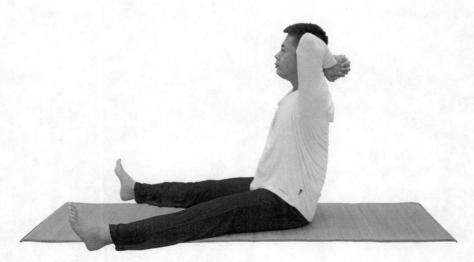

（2）两手交叉互握，放于项后。

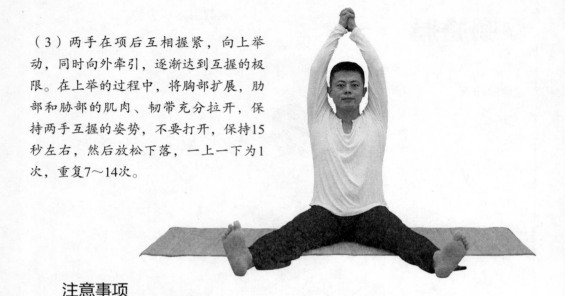

（3）两手在项后互相握紧，向上举动，同时向外牵引，逐渐达到互握的极限。在上举的过程中，将胸部扩展，肋部和胁部的肌肉、韧带充分拉开，保持两手互握的姿势，不要打开，保持15秒左右，然后放松下落，一上一下为1次，重复7～14次。

注意事项

两手要沿着项后向上举动，两手位置尽量不要超越头前部；两手一边握着向上举动，一边互相握紧，自然地达到极限；两手互握时，两手之间尽量不要有空隙。

功能道理

两手互握到极限，同时上举，可以畅通肝胆经络和胁部气机，对胁部胀满、闷痛等具有康复理疗效果；互握的同时，向外挽动，则可以扩张肺脏，调理肺脏气机。

指针 按摩

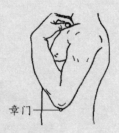

◆ 穴位：章门。

◆ 功能：温运脾阳，温经散寒，理气散结，主治胸胁痛，消化不良，烦热，吐逆，腰痛，四肢懒惰、无力。

◆ 快速取穴：站立姿势，屈肘合腋，肘尖所在位置即是，按压有酸胀感。

章门

◆ 按摩法：站立或仰卧姿势，两手拇指同时点按或揉按穴位14～49次，或左手拇指点按或揉按穴位14～49次，然后重复另一侧。若计时，先左后右，按摩5分钟左右。

◎脊背痛

※**导引术1**：脊柱式

※**练习姿势**：箕坐

★练习步骤

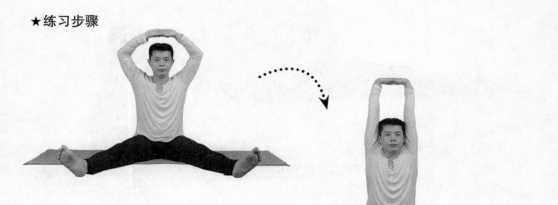

（1）两手交叉，向上用力托举3次。

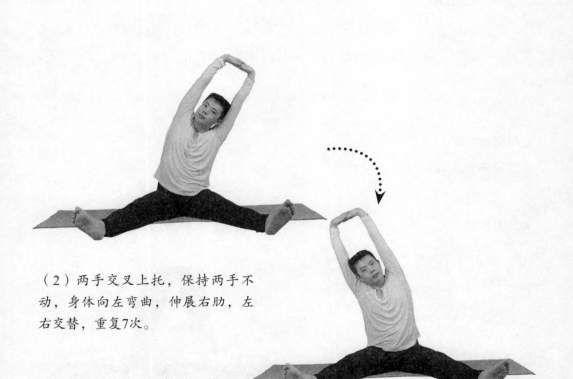

（2）两手交叉上托，保持两手不动，身体向左弯曲，伸展右肋，左右交替，重复7次。

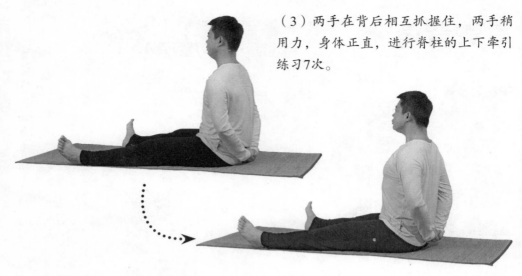

（3）两手在背后相互抓握住，两手稍用力，身体正直，进行脊柱的上下牵引练习7次。

注意事项

左右伸肋时，体验肋骨伸展的感觉；正脊时，劲力由两手互相牵引带动。

功能道理

肋部的伸展、牵拉、侧屈，可以畅通肋胁部肝胆经络，流通脊背部气血，柔化脊背部肌肉；脊背的竖直与放松调理可以直接练习脊柱，纠正不良的身体姿势。

※**导引术2：** 挪头

※**练习姿势：** 站立

★练习步骤

（1）肩部上提，向上慢慢挤压到极限。

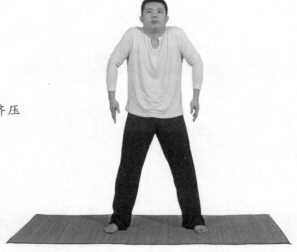

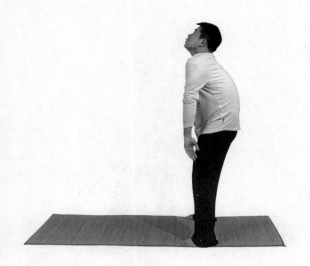

（2）抬头仰面，尽力向上努动肩背部，形成咽缩、头仰、肩背努的姿势。

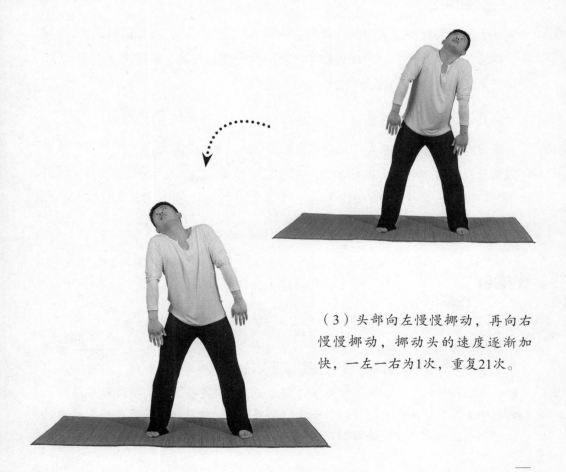

（3）头部向左慢慢挪动，再向右慢慢挪动，挪动头的速度逐渐加快，一左一右为1次，重复21次。

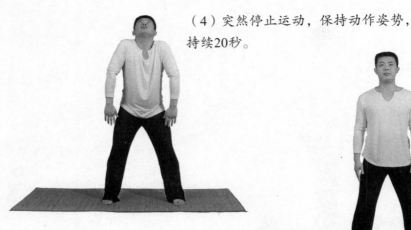

（4）突然停止运动，保持动作姿势，持续20秒。

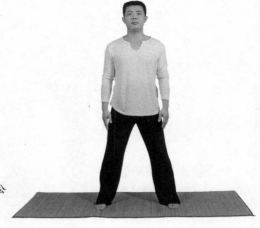

（5）头部慢慢向前转正，肩背慢慢放松下落，返回站立姿势，稍微活动。

注意事项

可不计算姿势保持的时间，待感到肩背部气血安定时，再返回站立姿势；如果做得准确，项部位置会像做过推拿之后一样变红，变热。辰时（早上7～9点）重复做14次，其他时间重复做21次。

功能道理

在对肩部、颈部、背部的肌肉进行充分挤压的基础上，通过头部的左右挪动，可以调动该部位内在气血的活跃性，实现气血平衡，因此对背部、腰部、颈部肌肉紧缩、僵硬、老化现象有康复作用；大椎穴可以调节寒热证候，该动作充分刺激大椎穴，因此对寒热证候有康复价值。

指针 按摩

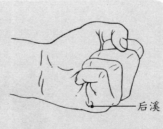

后溪

◆ 穴位：后溪。
◆ 功能：清心安神，镇肝息风，通经活络，主治头项急痛、落枕、颈椎病、肩背痛、疟疾、黄疸。
◆ 快速取穴：握拳，小指掌指关节后有一皮肤皱襞突起，其尖端处即是。
◆ 按摩法：箕坐或盘坐姿势，用一手指甲掐揉另一侧后溪穴14～49次，以后溪穴微痛、酸胀为宜。若计时，先左后右，按摩5分钟左右。

◎ 肋胁痛

※**导引术**：四周

※**练习姿势**：站立

★**练习步骤**

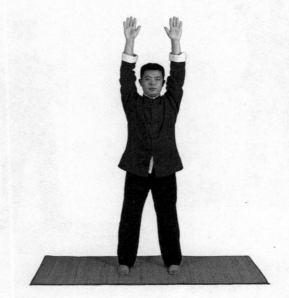

（1）两手向上舒展，手掌向前，手指舒展向上。

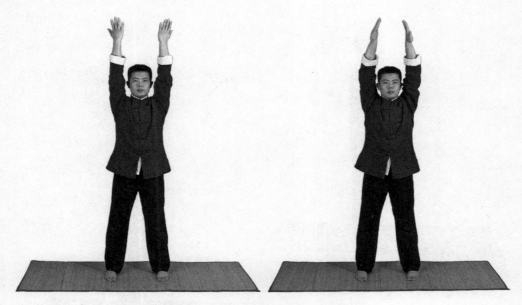

（2）两手掌先向外转动到极限，再向内转动到极限后返回。

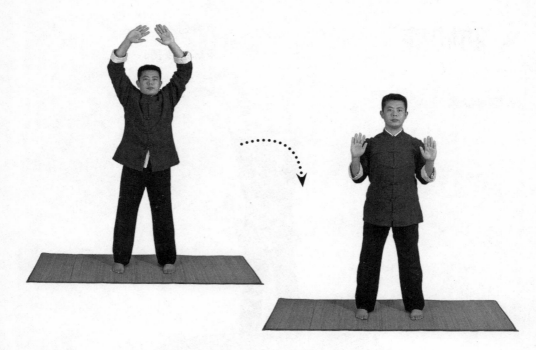

（3）肘关节上屈到极限，再下屈到极限，一上一下重复7~28次。

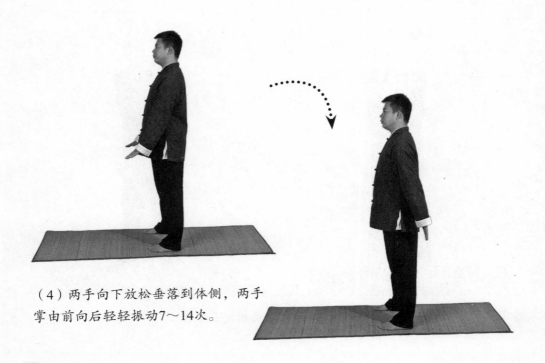

（4）两手向下放松垂落到体侧，两手掌由前向后轻轻振动7~14次。

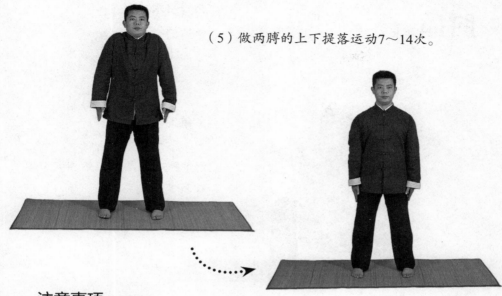

（5）做两膊的上下提落运动7～14次。

注意事项

是两膊的上提下落运动，非两肩，请练习者注意区别。

功能道理

两手向四个方向转动，充分地旋转手臂肌肉、韧带、筋脉等机体组织，改善手臂血液循环。两肘关节向上和向下伸展到极限，可以充分牵拉肩部、肋部、胁部，改善血液循环，畅通肝胆经络。

指针

按摩

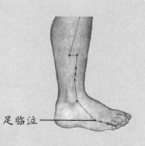

足临泣

◆ 穴位：足临泣。

◆ 功能：清热消肿，补脾益肾，疏肝理气，防治头痛、目眩、耳聋、白带过多、肋胁痛。

◆ 快速取穴：箕坐姿势，小趾向上翘起，小趾长伸肌腱外侧凹陷中，按压有酸胀感处。

◆ 按摩法：箕坐在席子或床铺上，先左侧再右侧，以拇指揉按和点按的方式刺激穴位14～49次，以穴位酸胀、酸痛效果最佳。若计时，先左后右，按摩5分钟左右。

◎肘痛

※**导引术**：振肘

※**练习姿势**：蹲坐

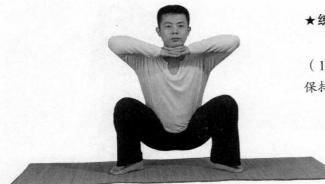

★**练习步骤**

（1）两手在下颏下固定交叉，保持两手交叉不动。

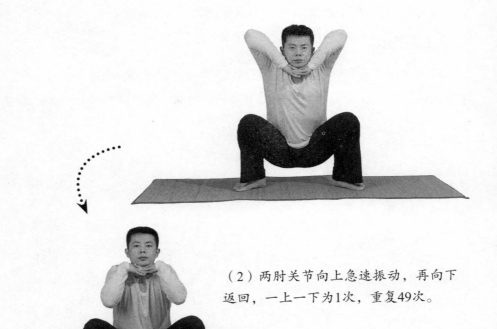

（2）两肘关节向上急速振动，再向下返回，一上一下为1次，重复49次。

（3）两手互相握紧，继续放在下颏下，保持头部不动，两肘关节继续向上急速振动，再向下返回，一上一下为1次，重复21次。

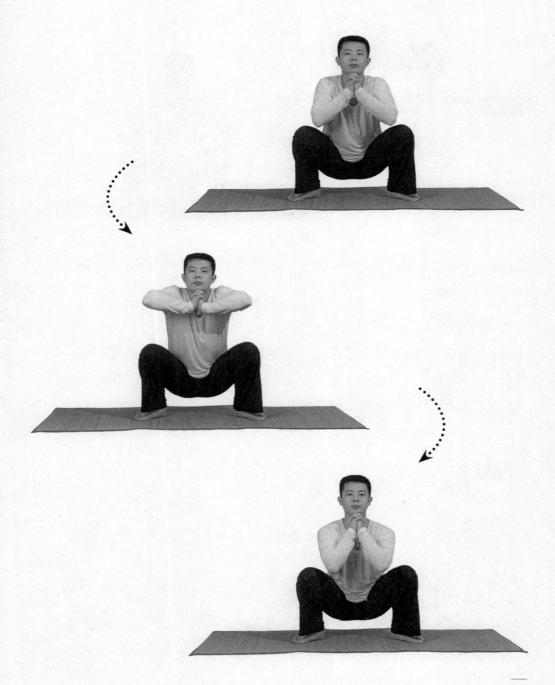

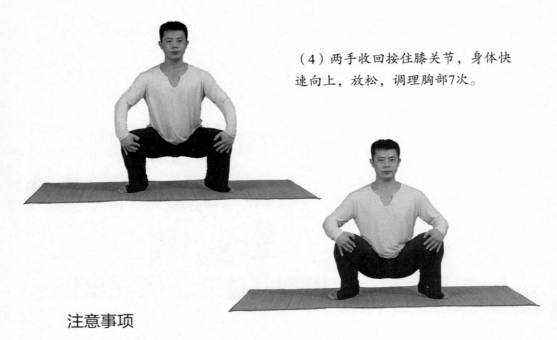

（4）两手收回按住膝关节，身体快速向上，放松，调理胸部7次。

注意事项

两肘关节向上振动时，要有弹性，动作富有韵律。运动调理胸部时要"放纵身心"，使气血下行。

功能道理

上下振摇对胸部形成有效牵引，可以调和胸部气血，缓解、防治乳房发闷、肿胀；两手在颏下交叉固定，使肘关节向上振动的过程中充分牵拉两手腕，对腕关节不适和手指麻木有调理作用。

指针 按摩 ——天井

◆ 穴位：天井。

◆ 功能：疏肝散结，清肝泻火，豁痰开窍，主治前臂及肘部酸痛不举，落枕、偏头痛、咳嗽、眼疾。

◆ 快速取穴：屈肘，肘尖直上一横指凹陷处。

◆ 按摩法：箕坐姿势，左臂向内回抱，右手食指或中指点按或揉按该穴位14～49次，以感到该穴位酸胀为宜。后重复另一侧。若计时，先左后右，按摩5分钟左右。

◎臀痛

※**导引术：**虾蟆行气
※**练习姿势：**偃卧

★练习步骤

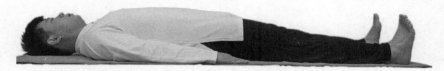

（1）调节形体使之放松，自然平躺在席面。

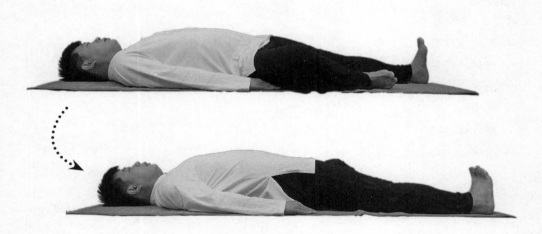

（2）自然闭气，臀部尽力先向左振动，左脚后跟向后急速蹬出。再向右尽力振动，右脚后跟向后急速蹬出。

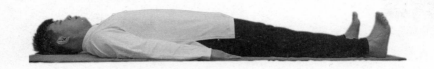

（3）保持闭气，臀部继续左右振动，待略感疲倦，停止振动，自然放松，待气息平和。

（4）适度休息后，继续重复步骤二和步骤三的练习3～9次。

功能道理

臀部的左右振动和脚跟的蹬踹以运动腰脚为主，由于"肾主腰脚"的原因，该动作可以调动元气，激发肾气，对肾气不足造成的四肢无力起到调理作用；臀部的左右振动可以通利关节，流通血脉，闭气可以进一步加强气血运行能力，强化动作的练习效果。

指针 按摩

◆ 穴位：肩髃。

◆ 功能：舒筋活络，祛风活血，消肿散结，主治肩臂疼痛、手臂挛急、肩痛、上肢不遂、肩周炎。

◆ 快速取穴：站立，屈肘抬臂与肩同高，另一手中指按压肩尖下，肩前呈现凹陷处即是。

◆ 按摩法：箕坐或坐在椅子上，以一只手中指或食指按压另一侧肩髃穴14～49次，以肩髃穴酸胀为宜。然后重复另一侧。若计时，先左后右，按摩5分钟左右。

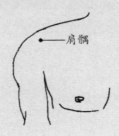

肩髃

◎ 脚酸痛

※导引术：立踵

※练习姿势：覆卧

★练习步骤

（1）向右转头，两脚竖起，脚趾抵住席面。

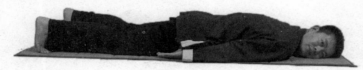

（2）眼睛注视侧方事物，两脚趾尽力向下抵住地面，腰部伸展，小腹部收紧，贴紧席面，用头部和脚趾支撑身体，吸气，逐渐达到极限。

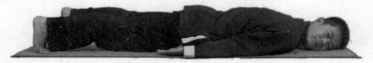

（3）腰部和两脚放松，呼气返回，一吸一呼为1次，重复7～14次。

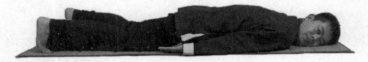

注意事项

呼气放松时，要缓慢进行，防止大起大落。孕妇禁止做此动作。

功能道理

脚部的一松一紧练习，可以改善脚部的气血运行；伸腰可以加强肾气在下肢的疏布，提高"肾主腰腿"的能力。

指针 按摩

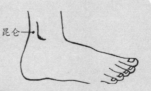

昆仑

◆ 穴位：昆仑。

◆ 功能：舒筋活络，清热凉血，醒神定志，疏肝理气，主治头痛，外踝部红肿，足部生疮，甲状腺肿大。

◆ 快速取穴：全脚掌贴地，外踝尖与跟腱之间凹陷处即是。

◆ 按摩法：坐在椅子上，两手食指或中指同时点按或擦抹穴位14～49次，以昆仑穴有热感或酸胀为宜。若计时，先左后右，按摩5分钟左右。

◎ 疲劳性肢体酸痛

※导引术：飞仙式
※练习姿势：胡跪

★ 练习步骤

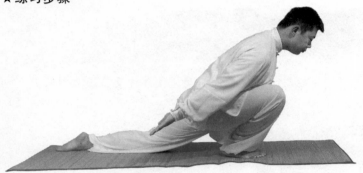

（1）右脚内屈向前，身体和小腿前倾，将腹部贴在大腿上，左脚向后尽可能地牵引伸展，脚背贴席，两手臂在身体两侧自然舒展。

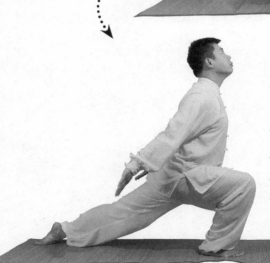

（2）调整好姿势，左脚趾急速努动，在作用力下，右腿支撑身体，左腿缓慢蹬直，身体慢慢上起，头部昂起，同时，两手向后自然舒展，形成头昂，身体前倾，两手向后的姿势。控制好身体缓慢下落，返回，一上一下为1次，重复7~14次。以相同动作，重复另一侧。

注意事项

头部上仰时要体会"虚空头昂，欲似飞仙"的感觉；"上昂"不是简单的"上仰"，上昂是有意识向上挺拔头部，有在虚空飞行的意境；该运动难度较大，脚趾在急速用力时，要量力而行，避免脚趾挫伤。

功能道理

通过足趾的努动，将劲力依次传递到小腿、大腿和身体上，可以畅通全身经络；脚趾的急速努动可以促进脚趾的气血运行，提高脚趾的灵活性。

指针　按摩

◆ 穴位：太冲。

◆ 功能：疏肝理气，祛风除湿，清热消肿，防治头痛、月经不调、痛经、胆囊炎、胆结石。

◆ 快速取穴：用拇指沿第1、2趾间横纹向足背上推，可感到有一凹陷处即是。

◆ 按摩法：箕坐姿势，两手食指绷紧的同时点按两侧太冲穴14～49次。要求点按时，以该部位酸胀为宜。或先左再右，拇指分别点按，左、右次数相同。若计时，先左后右，按摩5分钟左右。

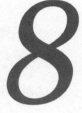

消除病症，导引术新疗法

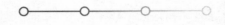

◎ **腰肌劳损**

※**导引术**：捉足伸脚

※**练习姿势**：箕坐

★ **练习步骤**

（1）身体前俯，两手握紧两脚趾。

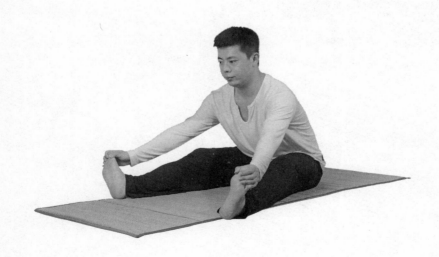

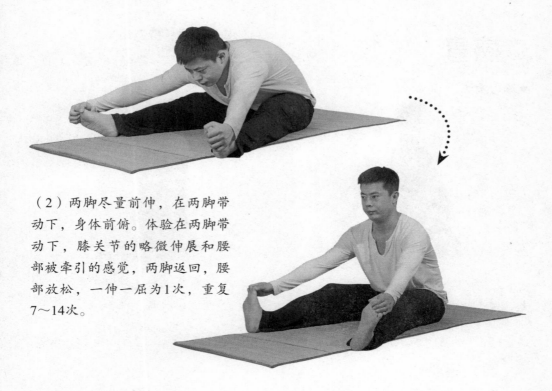

（2）两脚尽量前伸，在两脚带动下，身体前俯。体验在两脚带动下，膝关节的略微伸展和腰部被牵引的感觉，两脚返回，腰部放松，一伸一屈为1次，重复7～14次。

功能道理

身体在两脚带动下进行的前俯运动，可以牵拉腰部肌肉、关节，调和腰部气血，对腰部各类损伤有较好的防治作用；"肾主腰脚"，脚部和腰部的往返运动，对肾脏形成按摩刺激，对"肾水不足，阴虚火旺"造成的痰中带血现象也有康复价值。

指针 按摩

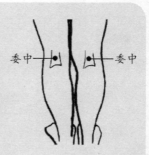

委中 —　　　— 委中

◆ 穴位：委中。

◆ 功能：健脾和胃，通络止痛，温肾助阳，主治腰背痛、膝关节痛、皮肤瘙痒、腰脊沉重、遗尿等。

◆ 快速取穴：膝盖后方凹陷中央的腘横纹中点即是。

◆ 按摩法：蹲踞或坐在椅子上，用食指或中指点按或揉按该穴位14～49次，以该穴位有酸胀感或轻快感为宜。若计时，先左后右，按摩5分钟左右。

◎ 感冒

※ **导引术**：持鼻吐气

※ **练习姿势**：端坐

★ 练习步骤

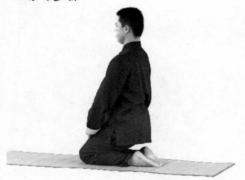 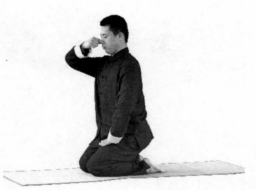

（1）成端坐姿势，伸展腰部，身略
起，吸气。

（2）用右手捏住鼻子，闭上眼睛，腰
部放松，用嘴缓缓将气吐出。

（3）睁开眼睛，右手松开，一吸一吐为1次，重复21次。

注意事项

可作为保健运动练习，若患风寒感冒，重复次数可以不局限于 21 次，以运动汗出为最佳。

功能道理

吸气助阳，有利于提高神经系统兴奋性，活跃气血；闭目可以保持精气不外泄，有利于平复精神，鼓动阳气；握按鼻窍可以改善鼻部气血循环，通利鼻窍。

指针 **按摩**

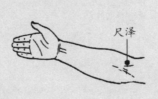

尺泽

◆ 穴位：尺泽。

◆ 功能：通络止痛，止咳平喘，防治胸部胀满、咽喉肿痛、咳嗽。

◆ 快速取穴：屈臂上举，肘关节内侧中央有一粗腱，粗腱的外侧凹陷即是。

◆ 按摩法：站立或端坐姿势下，用拇指分别点按对侧尺泽穴14～49次。要求点按时，以向指端有放射感为宜。若计时，先左后右，按摩5分钟左右。

◎ 视物模糊

※**导引术：**引项

※**练习姿势：**偃卧

★**练习步骤**

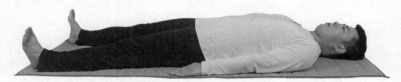

（1）调节形体姿势使之端正。

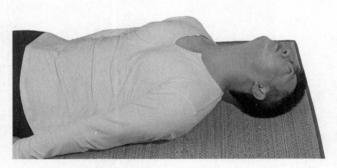

（2）头部尽力向后弯曲。

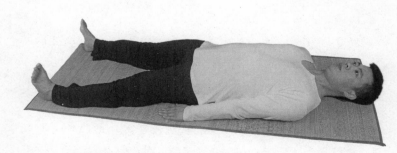

（3）头部转正，用头部向上方尽力牵引颈项部，反复牵引3次。

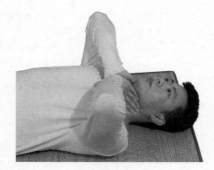

（4）五指自然分开，稍微绷紧，放于颈部两侧人迎脉处，用掌五指稍用力，缓慢按压颈侧人迎脉5次。

注意事项

头部尽力后仰，要对颈项形成有效牵引；两手五指分开，稍用力推按人迎脉，非掐按。

功能道理

颈项为肝之俞，通过项部的牵引练习，可以提高肝主疏泄的能力；肝开窍于目，肝经的疏泄可以提高和改善视力；对颈动脉的按压可以提高血管弹性，增加血流力量，扩张头部血管，对改善五官的气血供应有比较好的效果。

指针 按摩

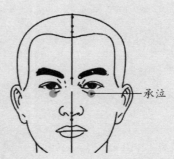

◆ 穴位：承泣。

◆ 功能：散风清热，明目止泪，防治目赤肿痛、迎风流泪、口眼歪斜。

◆ 快速取穴：食指和中指伸直并拢，中指贴于鼻侧，食指指尖位于的下眼眶凹陷处即是。

◆ 按摩法：食指绷紧稍用力，向内按压或揉动14~49次，每次按压或揉动以略感酸胀为宜。若计时，先左后右，按摩5分钟左右。

◎慢性咽炎

※**导引术**：弃地

※**练习姿势**：端坐

★练习步骤

（1）臀部坐在两脚后跟上，身体前俯，胸腹部贴紧大腿，低头触席，两手放于膝关节。

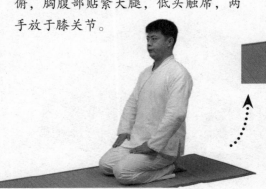

（2）保持头部抵住席面，两手向回用力抱住膝关节，同时闭气。保持低头、抱膝、闭气状态5～10秒钟。（要点提示：动作带动闭气，不强调吸气或呼气后闭气，两手抱膝的同时，闭气即可。）

（3）返回端坐，放松形体，调匀呼吸。重复练习5～8次。

注意事项

闭气不必到极限，感到头面部微热即可。

功能道理

两膝内收，挤压胸腹部，可以激发脏腑功能，温和全身气血；由于"肺主气"，头部向下，闭气状态下，两手用力抱紧膝关节，可以加强内在气机由胸向头面的疏布，加强胸部和头面的气血运行，防治胸部疾患，改善五官功能。

指针 按摩

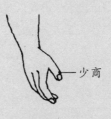

少商

◆ **穴位**：少商。

◆ **功能**：解表清热，通利咽喉，苏厥开窍，主治咽喉肿痛、慢性咽炎、热病、中暑、呕吐。

◆ **快速取穴**：拇指指甲桡侧下边缘。

◆ **按摩法**：箕坐或仰卧姿势，用一手指甲掐揉另一侧少商穴14～49次，以少商穴微痛、酸胀为宜。若计时，先左后右，按摩5分钟左右。

◎顽固性肠胃炎

※导引术：捻胁
※练习姿势：偃卧

★练习步骤

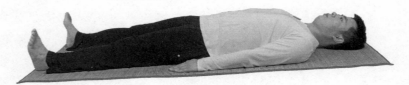

（1）成偃卧姿势，调节身体姿势使之端正。

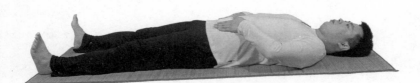

（2）两手伸直绷紧，放置于两胁部。

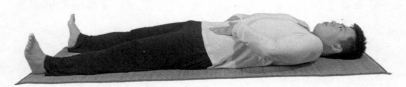

（3）两手慢慢按压胁部10～30次。

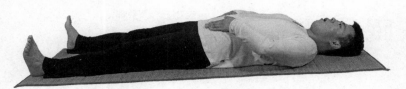

（4）保持两手置于两胁部，用口轻轻吸入少量空气，停留5秒，用口腔加热空气，闭上嘴巴。

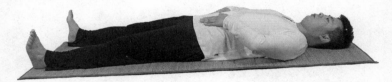

（5）将少量温热的空气和津液慢慢咽下，同时，用鼻子将气呼出，重复10~30次。

注意事项

两手按压的方法要准确，力度要适中；两手按压时注意手心的体验，按压下去稍停顿，以两胁部有温热感为最佳；用口吸气时，嘴巴不要张得过大；吞咽少量空气时，要将唾液同时吞咽。

功能道理

两手伸直，按压胁部，可以畅通腹部气机，温和气血；将少量空气温热后吞咽，可以起到温中下气的作用；唾液被古代养生学家称为"华池之水""金津玉液"，吞咽唾液可以起到促进消化、强身健体的作用。

指针

按摩

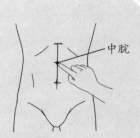

中脘

◆ 穴位：中脘。

◆ 功能：和胃健脾，清热利湿，安神定志，防治腹痛、腹胀、急性胃肠炎、顽固性胃炎、呕吐、失眠。

◆ 快速取穴：身体正中线，肚脐和胸骨下端连线中点处即是。

◆ 按摩法：偃卧，中指绷紧稍用力，向内轻轻按压或揉动中脘穴14~49次，每次按压或揉动以中脘穴有舒适感为宜。

◎ 肾虚失眠

※**导引术：** 仰眠

※**练习姿势：** 箕坐

★ **练习步骤**

（1）两脚放松向前长舒，身体向上轻微上纵，使内气向下，将胸部调整到柔和舒适状态。（要点提示：该环节的调身练习，以胸部感觉舒适为标准，若不能找到体验，可先做5～7遍，逐渐体悟调身使内气向下的感觉。）

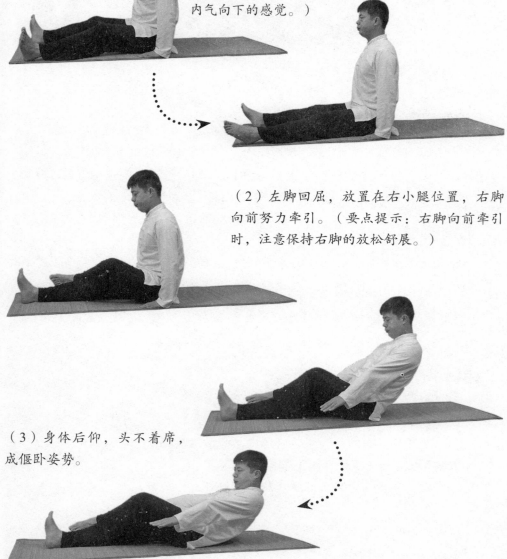

（2）左脚回屈，放置在右小腿位置，右脚向前努力牵引。（要点提示：右脚向前牵引时，注意保持右脚的放松舒展。）

（3）身体后仰，头不着席，成偃卧姿势。

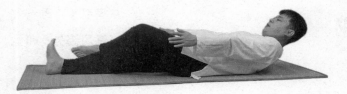

（4）两手向前急速努动，同时头向上弯曲牵引。保持脚趾上仰，手向前牵引，头部弯曲牵引的劲力，逐渐形成定势。（要点提示：定势是指随着劲力的渐进和持续，即牵引的劲力需要维持一定的时间，逐渐形成的姿势。）

（5）脚趾放松，两手回收，头部下落，返回至僵卧姿势后，自由返回步骤（2）姿势。一上一下为1次，重复7~14次。动作相同，方向相反，重复另一侧。

功能道理

箕坐姿势下，通过调身和行气的方法，可以提高肺主肃降的功能，使"气沉丹田"，起到补肾气、壮元阳的作用；脚、手、头三处同时努力牵引，继而放松调理，这种全身性的张弛运动，可以起到振奋阳气、流通血脉、活动关节的功效；该动作行气配合牵引，对内脏和形体都有锻炼效果，由于"动则阳生"的原理，对风寒造成的血冷、腰肩冷起到缓解效果。

指针 按摩

◆ 穴位：大陵。

◆ 功能：理气止痛，行气活血，防治心肌炎、咽炎、胃炎、肾虚失眠、神经衰弱、精神病等。

◆ 快速取穴：微微屈腕握拳，腕横纹上，两条索状大筋之间即是。

◆ 按摩法：仰卧姿势，枕靠在高30厘米左右的靠枕上，右手拇指向中指方向点按或推按左侧穴位14~49次，以大陵穴酸胀或向手掌方向有放射感为宜。后重复另一侧。若计时，先左后右，按摩5分钟左右。

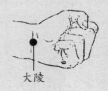

大陵

◎ 便秘

※**导引术：**鹜行气

※**练习姿势：**蹲坐

★ 练习步骤

（1）背靠墙壁蹲坐。

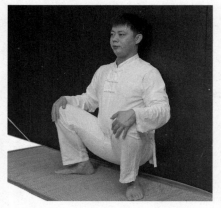

（2）调节身体正直，低头，弯曲颈部，自然闭气，以意排便。（要点提示：动作带动闭气，不强调吸气或呼气后闭气，两手抱膝的同时，闭气即可；以意排便，即在没有排便的感觉时，仍做排便状。）

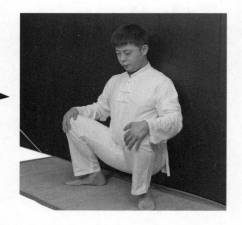

（3）保持闭气，逐渐到极限，然后放松，自然调息至平稳。重复练习3～6次。

功能道理

　　大便不通或宿便难排，多由气脉闭塞、饮食不通而造成，蹲坐的形体姿势可以激发肠胃功能，正身、颈部弯曲则可以通利三焦。在蹲坐、直身、曲颈的姿势下，闭气，做排便状，可以畅通内在气机，加速饮食水谷的代谢速度，从而起到排宿便的作用。

指针

按摩

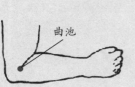

曲池

◆ 穴位：曲池。

◆ 功能：清热合营，理气和胃，降逆活络，主治咳嗽、气喘、腹痛腹泻、湿疹痤疮、半身不遂、白癜风。

◆ 快速取穴：一只手按于胸部，另一只手拇指摸至肘横纹外侧凹陷即是。

◆ 按摩法：箕坐或仰卧位，以一只手拇指按压另一侧穴位，用点按法、揉按法或推按法刺激14～49次，然后重复另一侧。若计时，先左后右，按摩5分钟左右。

◎鼻塞

※导引术：捻鼻

※练习姿势：箕坐

★练习步骤

（1）左脚在上，右脚在下，两脚相交，面向东，箕坐。

（2）调节箕坐姿势，闭气，用左手食指和中指以中等力度捻揉两鼻孔，不计次数，以略疲劳为止。（要点提示：每次练习需等气息调匀之后再进行下次。）

注意事项

捻揉鼻孔部位要深入，可不计次数，以鼻孔感到酸胀为宜。

功能道理

一方面，肺开窍于鼻，对鼻子的按摩可以通利鼻窍，改善鼻子的通气能力。另一方面，内迎香穴位于鼻子内部，对鼻孔的捻揉可以刺激该穴位，起到开窍醒神、清热泻火的效果。

指针 按摩

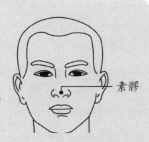

◆ 穴位：素髎。

◆ 功能：宣通鼻窍，镇惊安神，除湿降浊，主治昏迷、惊厥、新生儿窒息、鼻塞、低血压。

◆ 快速取穴：面部鼻尖正中央处。

◆ 按摩法：箕坐或仰卧位，以一只手拇指或食指掐按或点按穴位14~49次。若计时，按摩5分钟左右。

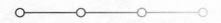

课程练习设计

9

将导引术不同的方法编排起来，例如将捉颏（练习颈项）、大形（练习关节）、欹身转腰（练习小腹）、顿足（练习背部）、顿手（畅通肝经）、四周（练习手臂）等十几个方法编排起来，针对身体不同部位进行流程化的练习，可以起到健身、理疗、减压的效果。我们称这种流程化的课程编排为流道引，相对单个方法练习，这种编排对身体练习更加全面，也更加方便和有趣。

课程设计原则

导引术课程设计一般把握以下几个重要原则。

（1）适当热身。

（2）适当进行姿势调整练习。

（3）先练习难度和强度小的动作，再练习难度和强度大的动作。

（4）以健身、养生为需求的人群需要广泛练习，不要局限在某一特定动作上。

（5）康复练习的人群，要在广泛练习的基础上，有针对性地练习具有针对功能的动作。例如，进行肩周劳损康复练习的人群，可以在广泛练习的基础上，每次有针对性地练习揶头、仰头却背、大形等动作。

（6）每次选取5～7个动作，练习0.5～1小时，每周进行3～5次，每次练习的内容尽量有所区别。

（7）每次练习之后，要进行放松练习。

个人课程设计建议

时间	练习地点	动作选取	备注
清晨	卧室	立踵、捉足伸脚、引腹、踵勾、决足	身体气机刚刚苏醒，应当选取强度和难度小的动作，促使一天处于精力旺盛的状态
上午	卧室、办公室、健身会所	闭目倾头、戾头、引颈、践足、顿手	人体机能开始上升，应当选取难度大、强度小的动作练习
中午	卧室、办公室	提颏、大形、单举、挽解溪、引胫痹	工作一上午，身体略感疲劳，应当选取难度和强度小的动作，用来恢复机能
下午	卧室、办公室、健身会所	摇肩、细捺、飞仙式、燕飞、挽犊鼻、摇身	身体气机处于活跃状态，是一天最好的练习时间，可以选取难度和强度都大的动作来练习
晚上	卧室、健身会所	挽肘、空捺、仰引、欹身转腰、胡床	身体气机逐渐进入平稳状态，应当选取强度和难度都小的动作练习，用来促进睡眠

表中部分方法参见《道引·形体牵引篇》。

课程编排范例（60分钟课程）

暖身部分

（1）躯体式：调理胸部、肋胁部、腹部筋脉，活跃气血。

（2）头颈式：活跃颈项部气血，缓解颈项紧张。

（3）手臂式：调理肘、臂、肩筋脉，调理该部位的劳损。

（4）脊柱式：矫正脊柱不良姿势。

（5）腿脚式：调理两脚、两腿部筋脉，调和髋部气血。

主体部分

（1）捉足伸脚：柔和腰部肌肉筋脉，防止椎间盘突出。

（2）挽解溪：激发肾脏功能，调理腰肌劳损。

（3）偏跗努膝：通利骨关节，消除背痛。

（4）引胫痹：柔和筋脉，调理膝关节肿胀。

（5）仰引：改善视力，调理腰肌劳损。

（6）飞仙式：调和全身筋脉，改善情志。

（7）戾头：改善头部微循环，消除颈项痛。

（8）燕飞：柔缓踝部筋脉，消除疲劳。

（9）顿足：畅通肝经，消除背痛。

（10）仰头却背：柔和腰背筋脉，消除腰痛。

（11）引腰痹：畅通气机，改善听力。

（12）大形：通利骨关节，柔缓筋脉。

结束部分

经络拍打法：按照十二经络循行路线进行自我拍打放松三遍。

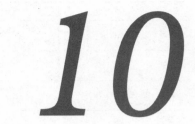

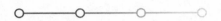

练习者的代表性疑问解答

自《道引·形体牵引篇》出版以来，随着线下课参与的人数越来越多，很多导引术爱好者咨询了很多问题，笔者选取几个代表性的问题分享给大家，希望有同样或类似疑问的爱好者得以了解。

问题一：

徐老师您好，我参照《道引·形体牵引篇》练习已一月有余，但内容太多，在一天内要想全做一遍，时间上是不可能的，我想请教一下怎样合理安排练习才能最好。一个部位的相关练习两天做一次可以吗？

答： 道引练习类似于主动地进行自我推拿，要通过动作练习建立自我按摩操作的思维模式，体悟对形体的认知。不要把道引看成一种外向性的体育训练，而应看作内向性的对自身形体的操控。

建议： 如果自身存在某种亚健康或慢性疾患的问题，要找到合适的技术进行针对性的练习，问题越严重，练习的次数和频率可以越多，但要注意方法准确，循序渐进，避免过于疲劳。一天是绝不可以把《道引·形体牵引篇》全部技术练习一遍的，不要把它看成太极拳式的套路性练习。可以按照七大部位，分别选取1～2个技术，自行编排好方法，从头到脚进行系统性的练习，内容每天都可以进行更换。

问题二：

为什么有时候练习完，身体觉得累？

答：道引的练习属于"劳"的方法，练习之后有时会有累的感觉是正常的，注意"形要小劳，勿以至疲"就可以了。道引练习以后可以通过各种姿势的调整来放松身体，缓解劳累，无论坐姿或卧姿都可以，这属于"逸"的方法，所以传统运动历来讲究"动静结合""练养结合""劳逸结合"。

问题三：

徐教授您好，我的视网膜很薄，头里面还有一个肿瘤压着视神经，另外一只眼睛也看不见了，可以练习《道引·形体牵引篇》中头部的运动吗？

答：头部需要轻微活动，循序渐进，以此畅通气血。另外，人体是一个整体，其他部位的调理对头部也有益处，对身体恢复很有好处，需要长期坚持练习。

问题四：

今天我左手扶墙，右手擦右脚，突然感到右边髋关节有种类似筋被扯到了的感觉，现在坐矮一点或蹲下都很痛，请问为什么会出现这种情况？

答：很多生活经验中，例如拿高处超过力所能及的距离之物，搬举超过力所能及的重量，扭转超过力所能及的范围，可能会造成局部的拉伤、抽筋或岔气。从本质上说都属于"过强"所伤。

遇到这种情况，觉得受伤的一瞬间，不要着急动作，顺着之前的劲力继续微微调理。例如去够高处的东西时可能会拉伤肩背部，这时需要顺着手去的方向继续微微移动，带动受伤部位做调理；再如，你感觉髋部扭拉到的瞬间不要立刻返回，而是顺着下屈的力度继续微做调理。这些例子主要是要说明，道引的本质是通过"顺其自然"的道理对形体进行一种精微控制和调理。

问题五：

这两天上午到办公室后都练习虎按、顿手、引颈、四角、四周、仰肘、承胁、大形、摇肩、捉颏等动作，特别是反复练习虎按、顿手、承胁。我每天吃一样的早餐，但是昨天和今天感觉上午饿的比过去快，是不是周末学习的行气活血动作比较有助于消化吸收？

答：古代讲"动摇则水谷消"，意思就是导引术练习可以增加胃肠蠕动，提高消化吸收功能。

问题六：

导引是否就是气功？

答：导引是"疏导气血，牵引形体"的方法，导引本属动词，导引法或导引术可以较好地描述概念属性。古称道引，道引属名词，根据历代的经典文献考证，均为道引。道引的概念除了描述背后的技术特征外，还蕴含了道文化。气功属于生命修炼，目的在于生命潜能开发，是道引发展到汉代时期出现演化，逐渐形成蕴含在儒释道各自文化领域、博大精深、各具特色的生命修炼体系。道引练习更为简易和安全，人人可练；气功相对较为复杂，会对人提出更高的要求。